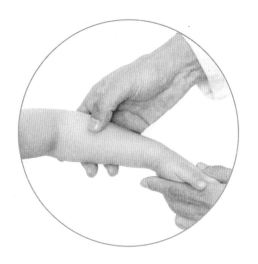

小儿特效推拿

儿童常见病自查自疗手册

路新宇 著

科学技术文献出版社
SCIENTIFIC AND TECHNICAL DOCUMENTATION PRESS
·北京·

图书在版编目 (CIP) 数据

小儿特效推拿：儿童常见病自查自疗手册 / 路新宇著 . — 北京 : 科学技术文献
出版社 , 2022.5（2023.6 重印）

ISBN 978-7-5189-8905-8

I. ① 小 ... II. ① 路 ... III. ① 小儿疾病 — 推拿 IV. ① R244.15

中国版本图书馆 CIP 数据核字 (2022) 第 045078 号

小儿特效推拿 : 儿童常见病自查自疗手册

策划编辑：王黛君　责任编辑：王黛君　宋嘉婧　责任校对：张吲哚　责任出版：张志平

出 版 者	科学技术文献出版社
地　　址	北京市复兴路 15 号　邮编 100038
编 务 部	（010）58882938，58882087（传真）
发 行 部	（010）58882868，58882870（传真）
邮 购 部	（010）58882873
官方网址	www.stdp.com.cn
发 行 者	科学技术文献出版社发行　全国各地新华书店经销
印 刷 者	艺堂印刷（天津）有限公司
版　　次	2022 年 5 月第 1 版　2023 年 6 月第 2 次印刷
开　　本	710×1000　1/16
字　　数	150 千
印　　张	17
书　　号	ISBN 978-7-5189-8905-8
定　　价	79.90 元

自序一

"为人父母者，不知医为不慈"

古人云："为人父母者，不知医为不慈；为人子女者，不知医为不孝"。这两句话在孩子被各种小病、小痛困扰，父母却不知如何是好的时候；在至亲之人久卧病榻，自己却无能为力的时候体会最为深刻。

现在人们总认为医学太专业严谨，专业的事就该交给"专业"的人做。然而，育儿是每个家长的心头大事，在养育孩子方面，家长毫无疑问应该比医生发挥更大的作用，每个家长都应该努力成为更"专业"的家长。

我写这本书的目的，就是希望父母们能够掌握一些简单、基础的育儿健康知识，让孩子在成长过程中尽量少生病、不生病。在孩子的身体出现一些小病、小痛的时候，父母有辅助调理的方法，而不是眼看着孩子受苦却束手无策。

想让孩子有一个健康的身体，我一直倡导"功夫在平时"。为人父母，每天坚持给孩子轻轻地揉揉胳膊、捏捏小腿，用暖暖的爱意陪伴孩子健康成长，体会其中的幸福。所以，我在本书中特别添加了有关孩子的日常基础保健法，以及健康生活方式方面的内容，希望家长们能多关注，尽量让孩子不生病，有一个强壮的体魄。

本书的重点在于我提出的儿童十二经络易堵塞穴位自检自查的方法。家长每星期给孩子做一次经络体检，找出孩子身上的经络堵塞点，就能尽早发现孩子身体里埋伏的健康隐患，及时按揉疏通，把疾病扼杀在萌芽状态。

比如我的孩子在三岁时，刚好在春节期间，整整七天都有些发热。整个调治过程从失败时的无奈到好转后的欣喜，引发了我对小儿感冒发热的研究。在这之后，我更加重视预防在前，当发现孩子有要感冒的苗头时，根据不同的症状表现给出简单有效的推拿方案。

作为家长，做到了以上这些，让孩子不生病、少生病是完全有可能的。说来说去，还是那句话：功夫在平时。

本书，是我在育儿路上的思考和总结，希望能引发家长朋友们的思考和实践，让孩子远离疾病，茁壮成长！

路新宇

2022 年 3 月 1 日

疏通经络，
就能激活孩子的自愈力

为人父母，在孩子成长过程中，当他的身体出现各种状况，比如发热、感冒、咳嗽……的时候，我想每位家长都会非常焦虑、担心，甚至想替孩子生病。

那有没有让孩子不生病、少生病的方法呢？家长能不能在日常的养护中，在陪伴孩子的过程中，稍微地调护一下他的身体，让孩子尽量不生病、少生病呢？

《黄帝内经》中说："经脉所过，主治所及"，意思就是经络经过身体哪里，通过疏通这条经络上的易堵塞穴位，就可以调治这里的问题。正所谓"通则不痛，痛则不通"。

《黄帝内经·灵枢·经脉》中是这样描述经络的："经脉十二者，伏行于分肉之间，深而不见。"什么意思？

"经脉十二"，是说人体有十二个主要的脏器，分别是：肝、心、脾、肺、肾、大肠、小肠、膀胱、三焦、胆、胃、心包。人体还有十二条经络从这十二个脏器发出来，走向全身。这些经络在身体里是怎么穿行的呢？"伏行于分肉之间"，就是说这些经络行走于人体的肌肉和肌肉之间，肌肉和骨骼之间。

比如，您让孩子随意伸出一个手臂，掌心向下，在孩子大拇指外侧肘横纹向下三指宽的距离上有一个点（这里的三指宽指的是孩子自己的食指、中指、无名指，三指并拢的宽度）。

现在您用手指的指间关节轻轻敲击这个点三到五下，孩子会感到疼，您再往下敲一敲，好像就没有那么强烈的痛感了。其实这个点是三焦经上的一个易堵塞穴位——四渎穴。

用大拇指放在这个点上揉一下，您会发现这个点刚好是两瓣肉的分界处。

为什么敲击这里会疼呢？这说明孩子的三焦经有堵塞，这时候孩子感冒发热后可能有点咳嗽，情绪也不太好，爱发脾气、哭闹。

中医认为，只有保证经络畅通，气血才能在身体里自在地运行，让身体里面的脏腑处在一个和谐的状态。如果孩子全身的气血运行都非常顺畅，他的身体自然会气血充足，身体康健，有很强的自愈力。

中医认为，经络是脏腑的延伸。如果说五脏六腑是根本，那经络就是循行在体表当中的脏腑的延伸。脏腑就像树根，经络就像树干，经络远端分出来的细枝就像树叶，它们是一体的。

《黄帝内经·灵枢·经脉》中说："经脉者，所以能决死生，处百病，调虚实，不可不通。"

　　打个比喻，经络就像道路、像河道……如果道路拥堵，交通就会不畅；如果河道堵塞，水质就会变坏……如果孩子体内的经络不通，气血运行就会出现阻碍，养分不能布达全身，体内的垃圾也没有办法及时清除，五脏六腑的功能就会受到很大影响。时间长了，疾病就会扎根在孩子体内，对孩子的身体健康、生长发育造成影响。

　　如今，不论大城市还是小县城，早晚高峰在固定的路口都会堵车，而在孩子体内，与五脏六腑相通的十二经络也有这样固定的易堵塞点。因为一旦脏腑的功能受到损伤，经气的运行就会受到阻碍，与脏腑对应的经络就会在一些常见的地方出现堵塞。这时，敲击或按揉孩子身上的堵塞点，会有酸、麻、胀、痛的感觉，而通过按揉、针刺、艾灸、刮痧、拔罐等方法疏通了这些堵塞点之后，痛感就会减轻或消失，相关脏腑的功能就会恢复正常。

　　这就像如果孩子胃痛了，您没有办法把手伸进他的身体里去揉一揉胃，给胃一个安抚；如果孩子便秘了，大肠蠕动变差了，您也没办法把手伸进去给他揉一揉大肠，但是您可以通过按揉胃经和大肠经在体表线路上的易堵塞穴位，来调整他体内胃和大肠的状态。

　　比如，让孩子一只手虎口向上，前臂微曲，在这只手大拇指一侧肘横纹向下三指宽的位置上有一个痛点，您敲击孩子手臂上的这个"痛点"，往往多数孩子在被敲击几下后会感到疼痛。

　　这个痛点就是大肠经上的易堵塞穴位——手三里穴。为什么敲击这里会疼痛呢？这说明孩子的大肠经有堵塞，肺功能有点弱，呼吸系统容易出问题，排便也不顺畅。

这时，您每天给孩子在此处按揉 2 ~ 3 次，每次 1 ~ 2 分钟，1 ~ 3 天痛感就会消失，孩子呼吸系统的小问题也得到了缓解，排便功能也好了。

所以，当孩子身体不舒服时，您首先要检查他相关经络的堵塞点——痛点，然后给他进行疏通。这样，即使是没有中医基础的人也能将疾病消灭在萌芽状态，同时还强大了相关脏腑的自愈能力。

根据多年的经验，我总结了一些日常帮孩子调护身体的方法。第一个就是通过经络体检，每周给孩子探查一下他十二经络上的一些痛点，根据这些痛点，及时给孩子疏通调理。第二，您还可以每天给孩子做一些抚触的小动作，爱抚一下您的宝宝，来调护他的脾胃，强壮身体。第三，孩子的日常生活细节方面父母多注意一些，知道什么该做，什么不该做。

做到了这三点，让孩子不生病、少生病，健康茁壮地成长是完全可能的。

2022 年 3 月 1 日

目 录

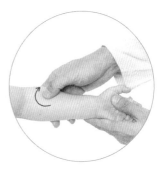

揉法

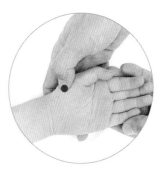

鱼际穴

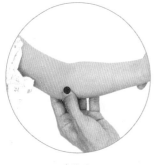
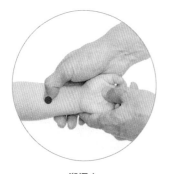

CHAPTER **5**

如何探查、疏通孩子三焦经、胆经、肝经易堵塞穴位

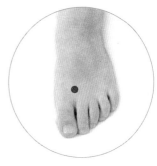

太冲穴

CHAPTER **6**

孩子每日睡前必做的保健法

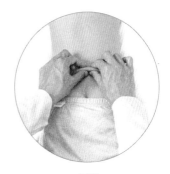

捏脊

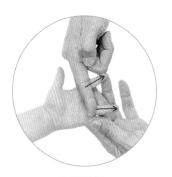

平肝清肺

CHAPTER **7**

儿童特效穴位使用指南

CHAPTER **8**

如何让孩子不发热

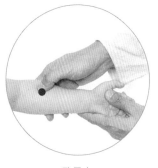

孔最穴

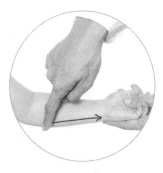

退六腑

CHAPTER 9

如何让孩子不咳嗽

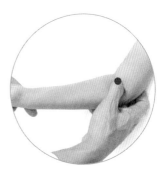

尺泽穴

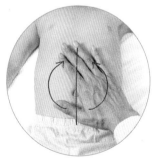

丰隆穴

摩腹

CHAPTER *12*

儿童常见病的
特效经络处方和食疗方

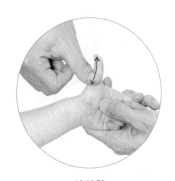

清补脾

手指同身寸定位法

手指同身寸定位法是一种简单的取穴方法，即依照患者本人手指的长度和宽度为标准来取穴。

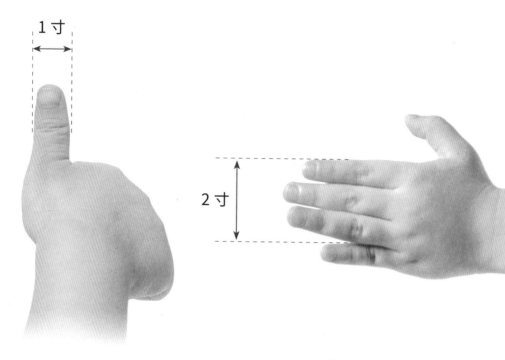

1 寸

2 寸

以自己大拇指指间关节的横向宽度为 1 寸。

将自己的食指、中指、无名指并拢，以中指中间横纹处为标准，三指的宽度为 2 寸。

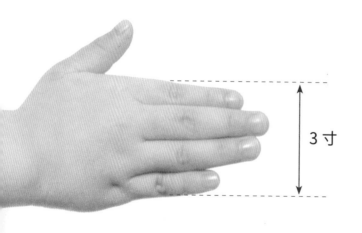

3 寸

将自己的食指、中指、无名指、小指并拢，以中指中间横纹处为标准，四指的宽度为 3 寸。

CHAPTER 1

孩子生病早知道：幼儿十二经络体检法

◎ 每周给孩子探查一下十二经络上的一些痛点

◎ 儿童经络探查、疏通的手法：揉法为主，敲法为辅

◎ 探查、疏通儿童经络的注意事项

每周给孩子探查一下
十二经络上的一些痛点

有人问，大人和小朋友的经络一样吗？一样！

只要身体存在隐患，经络就会有反应，并以酸、麻、胀、痛等感觉告知我们。如果您忽略了孩子身体的这种本能呼唤，他的病情就会往深里发展。经过多年的摸索、整理、实践，我逐渐发现孩子每条经络上会有 2 ~ 3 个容易堵塞的穴位。

这些穴位多分布在肘、膝、腕、踝关节附近，一旦身体出现问题（即使在身体没有异常感觉时），敲打它们时就会给我们提供信号。目前，孩子十二经络上常见的易堵塞穴位有 30 个左右。

因为孩子正处在生长发育期，他的身体、肌肉都比成年人柔软，同时孩子的生命力非常旺盛，脏腑功能处在一个蓬勃发展的阶段，气血很足，所以他身上的经络易堵塞点比成年人要少得多。

在给孩子的易堵塞穴位进行按揉、疏通的时候，要比成年人通得快。这也是因为孩子的气血相对比较旺盛，身体也更柔软，你给它那里一个导引，轻轻地帮个忙，那里的气血就流动起来了。

事实上，任何疾病在发生或发作之前都会有一个长期潜伏、持续生长的过程。当孩子的脏腑功能稍微有一点异样的时候，气血的流动可能就会变差一点，这时候首先反映在经络的远端，也就是经络的易堵塞点上。如果没有及时发现、疏通孩子经络上的这些堵塞点，等到疼痛很明显时，孩子的病也就严重了，治起来费劲，孩子也受罪。

　　根据多年的经验，我总结了一套儿童十二经络体检法，通过经络体检，每周给孩子探查一下他十二经络上的一些痛点，根据这些痛点，及时给孩子疏通调理。孩子的十二经络畅通了，气血就会旺盛充足，身体的抵抗力、自愈力就会增强，一般就不会出什么大问题。

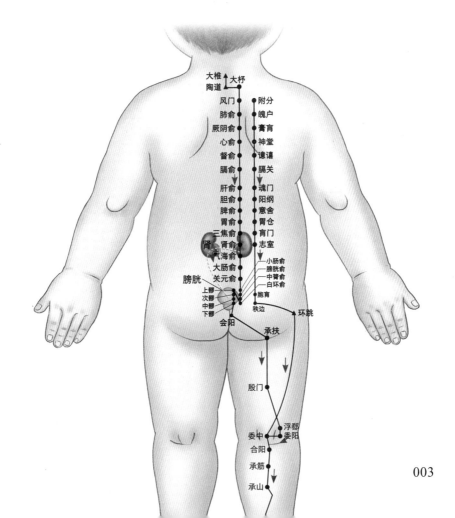

儿童经络探查、疏通的手法：
揉法为主，敲法为辅

1. 敲法：主要用来探查孩子经络的易堵塞穴位

如何探查、疏通孩子身上的经络易堵塞穴位呢？方法非常简单，就是您一只手握拳，握拳之后食指或中指稍微突起一点点，就用这个突出的部位从上往下敲击孩子的体表的经络就可以了。

比如说在孩子的肺经或者大肠经上探查的时候，先把孩子的手托好，然后进行敲击。一定要注意力量不能太大，因为孩子的皮肤很娇嫩，力量太大，孩子可能承受不住。在易堵塞穴位上轻轻地敲击两下，孩子可能就会有反应。

为什么说孩子可能有反应呢？因为有时候孩子就是没有感觉，您连续敲了几下，孩子都没有感觉，那么好了，这个地方您就不用管了。这说明孩子的这个地方经络很通畅。

经络易堵塞点的疼痛不是敲击出来的。敲击的目的是用一种外在的力量给身体一个导引或者唤醒。以三焦经来举例，您在敲击它上面的易堵塞穴位的时候，这个穴位局部的气血流动就会比平时要猛烈一点，旺盛的气血冲击了这个位置，从而产生一个疼痛的感觉。所以我常常讲如果用最小的力度能诱导出效果，那才是高手。

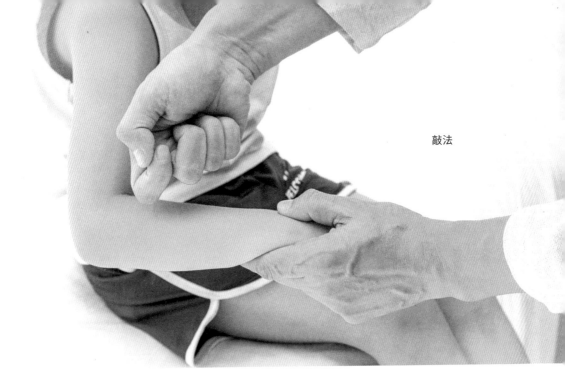

敲法

2. 揉法：对经络易堵塞穴位进行按揉

　　找到了疼痛点，您就要用安抚手法了。什么叫安抚手法呢？就是轻轻地揉，我一般是用大拇指的指肚在小朋友身上找到的那个疼痛点，轻轻地揉。

　　揉的时候注意什么呢？要固定在这一点上旋转打圈，力度适中，不要太用力。有时候孩子感觉到疼了，你一用力他就跑了，就不让你揉了。根据我的经验就是，轻轻地像做游戏一样点按，点的时候力度也是轻的，稍微用点力量就行了。您一定要这样想，孩子身体的生命力本身就特别旺盛，您稍微给它一些导引，它就能自己纠正体内的一些疼痛、不适。

　　现在的人们有一个问题，总以为身体是无能的，总想去帮助它。有的家长，孩子生下来之后一岁左右就开始焦虑了，总觉得孩子是不是缺锌呢？是不是缺钙呢？是不是缺微量元素呢？在当

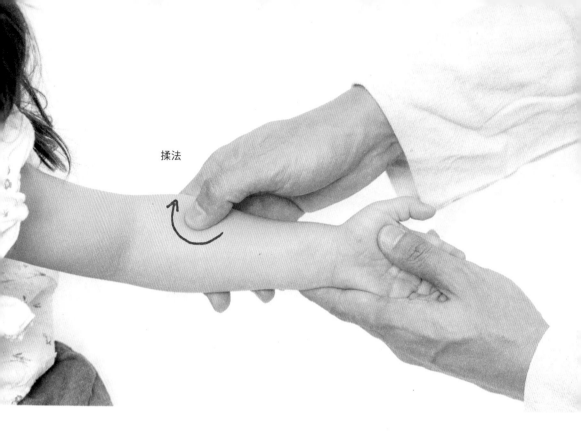

揉法

下这个时代，孩子成长所需的营养成分几乎都是够的，您只要不去盲目地干预，他都会茁壮成长。

您在点揉穴位的时候，每次一分钟就够了。您就想您是在唤醒一下孩子身体的局部，让气血更充盈。每天按揉一两次，坚持两三天，这个僵紧、疼痛的位置就松解了，痛感也随之下降了，这个方法特别简单、安全。

您只要放下目的和企图心，放下什么目的呢？我是在给孩子调理身体吗？不是，您所做的就像一个养路工人一样，把孩子这十二条经络的堵塞点恢复正常，剩下的交给孩子身体自动运行就好了。

在具体操作当中应该以揉法为主、敲法为辅，因为敲的力度相对比较大，容易造成疼痛，所以以揉为主。

探查、疏通儿童经络的
注意事项

1. 一岁以上的孩子，每周探查一次

探查、疏通儿童经络，适用于一岁以上的孩子。因为一岁以内的孩子的生机和气血都非常旺盛。一岁之后，由于添加了辅食，户外活动也开始多起来，在这一过程中，身体可能就会产生一些小小的异样。孩子一岁之后，您就可以去探查他经络上的易堵塞点，一周探查一次就可以了。

在十二经络上，小朋友身上大概有 33 个容易堵的点。这只是一个大概的数字，大一点的孩子，六七岁、七八岁的孩子身上的易堵塞点可能有这么多；有的小朋友，比如刚刚一岁的，可能他身上也就有两三个、七八个容易堵塞的地方。

2. 在疼痛的部位，每次轻轻按揉一分钟就行

每次在感到疼痛的易堵塞点上轻轻地按揉一分钟就可以了。

揉的时候是顺时针，还是逆时针呢？都可以，这点不用纠结。

您的目的就是松解孩子身体局部的僵紧，只要孩子这儿有点紧，您就给他揉一揉，至于怎样揉，您顺手就行。

另外还可以点按，就是点进去再松开，反复点按一分钟左右就行。每天按揉探查到的痛点，坚持3~5天，孩子身体僵紧的局部基本就恢复正常了。

另外，在给孩子按揉推拿的过程中，您可以给孩子用一点润滑的滑石粉、爽身粉，来防止擦伤。在开始推的时候您就想我是在给孩子的脏腑一个助力。比如，孩子便秘，您在给他清大肠（大拇指上的一个推拿动作）的时候，那您就要想"我真正清的是孩子的大肠"。推天河水也是如此，从腕关节开始推到肘关节，速度越来越快，推着推着您会发现孩子的体温慢慢在下降，为什么？因为您已经给了他的身体一个助力，让孩子努力恢复他身体的本能，让身体自动地来调节体温。

3. 先按揉经络上面的易堵塞穴位，再按揉下面的

一般情况下，应该先按揉孩子经络上面的易堵塞穴位，再按揉下面的。比如，胃经的易堵塞穴位足三里、丰隆，还有内庭穴，我一般是从足三里开始，先揉揉足三里，再按揉丰隆穴，最后按揉内庭穴。又比如脾经，脾经的易堵塞穴位有阴陵泉穴、地机穴、太白穴、公孙穴，那我就先从上面的阴陵泉穴开始按揉。

这样做有什么好处呢？这样做是为了更容易得气，这是针灸学的一个术语，就是指能够让体内的气顺势往下流动。

4. 晚上9点以后，尽量不要给孩子疏通、按揉

一般情况下，晚上9点以后就不要给孩子疏通、按揉经络了。如果一周探查一次，您可以利用周六、周日和孩子在一起的时间来给孩子探查、疏通。这时候时间很充裕，您可以给他捏捏小腿，揉揉小胳膊，再找找十二条经络上的痛点，像做游戏一样，既增加了亲子的乐趣，还给孩子保健了身体。

为什么晚上9点以后就尽量不要做了呢？因为这时候孩子要入睡了，他的气血需要安静下来，您就不要去搅动它。

需要特别说明的是，如果孩子血小板比较低，或者患有过敏性紫癜，身体有磕碰就容易产生一大片青紫的情况，这样的孩子不能进行按揉、疏通，需要请医生当面进行诊治。除了这种情况之外，您可以一个星期给孩子做一次经络体检。

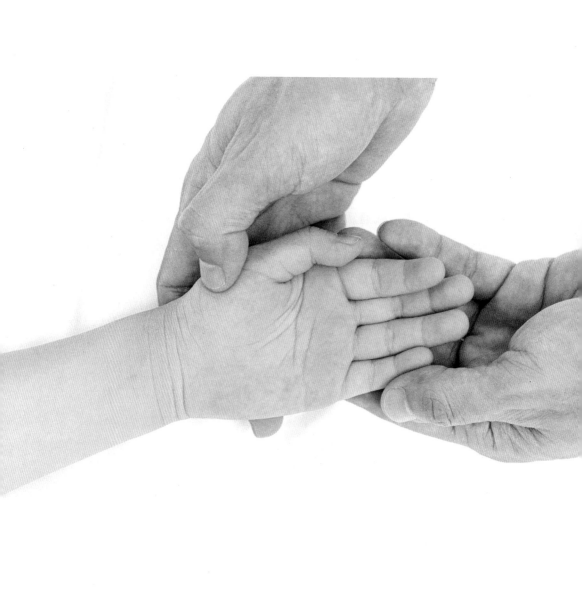

CHAPTER 2

如何探查、疏通孩子肺经、大肠经、胃经易堵塞穴位

◎ 探查、疏通肺经易堵塞穴位，
　让孩子不咳不喘、不发热、皮肤好

◎ 探查、疏通大肠经易堵塞穴位，
　让孩子肚子不胀、不腹泻、不便秘

◎ 探查、疏通胃经易堵塞穴位，
　让孩子不积食、胃口好、不挑食

探查、疏通肺经易堵塞穴位，
让孩子不咳不喘、不发热、皮肤好

1. 孩子肺经上有三个易堵塞穴位：
尺泽穴、孔最穴、鱼际穴

尺泽穴

肺经上的第一个易堵塞穴位是尺泽穴。怎样找到呢？

首先您托着孩子的小手，手掌向上放平，然后让孩子的手臂微曲，在肘关节横纹的大拇指一侧隆起的肌腱处，就是肺经的易堵塞穴位，叫尺泽穴。

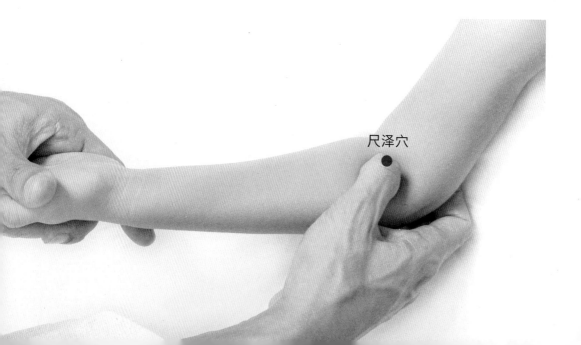

尺泽穴

在这个穴位，您轻轻地用点力量向里面揉，有时候可能会感觉到这个穴位里面有点发紧。尤其在冬天，如果孩子咳嗽了，这里的肌肉就有点紧张、绷紧，您一揉孩子可能就躲了。这说明他这儿疼，您要给他好好地揉一揉。

尺泽穴不仅是肺经的易堵点，同时这个穴位还可以补肾，您现在就记住在肘关节横纹的外侧，这个点是需要疏通的就可以了。

孔最穴

在肘横纹的大拇指一侧隆起的肌腱——尺泽穴向下三指宽处，您轻轻地敲击一下，有的孩子可能会感觉到疼。这个痛点处就叫作孔最穴。敲击孔最穴，很多孩子都会有反应，说明肺经在这有堵塞。

疏通孔最穴能够止咳，尤其刚刚开始咳嗽的时候，疏通孔最穴的止咳效果非常好。您不用等到孩子已经开始咳嗽了，平时就经常给他揉一揉，把咳嗽扼杀在萌芽状态。

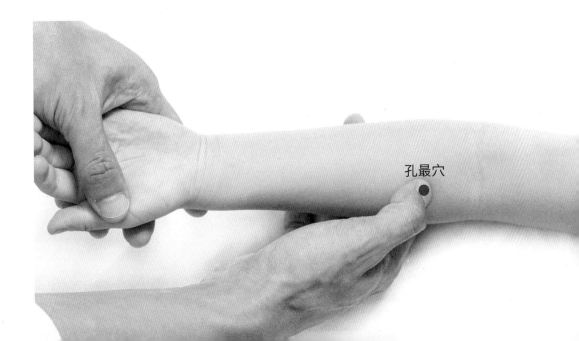

孔最穴

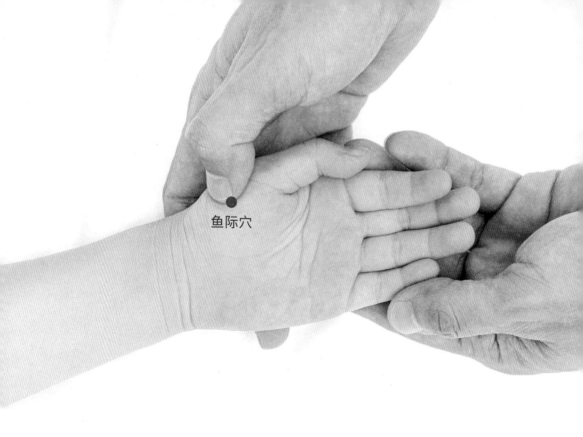

鱼际穴

鱼际穴

孩子肺经上的第三个容易堵塞的穴位是在大鱼际的中间，在第一掌骨和肌肉的结合部，这个穴位是鱼际穴。

正常情况下按揉鱼际穴，孩子可能不会有太大的反应。疏通手法是什么样的呢？一定注意，您的大拇指是放在孩子第一掌骨和肌肉的结合部的骨头缝里，在这个骨头缝里面轻轻地揉，揉的时候手不要蹭，就是在这个点上轻轻地、逐渐地增加点力量揉，如果孩子没有什么反应，好了，您就不用管了。

对于肺经上的易堵塞穴位来讲，疏通尺泽穴和孔最穴的时候，相对疼得多一些，你可以每次给孩子揉 1~2 分钟，每天 1~2 次，坚持 3 天左右。

2. 孩子呼吸系统、皮肤系统的问题，
都可以通过疏通肺经来调理

疏通了肺经有什么好处呢？前面我说过，经络是脏腑向外延伸出的路径，那么当肺经畅通之后，它就能够调节和肺系有关的问题。什么叫肺系？就是呼吸系统，孩子的感冒、发热、喘、咳，包括皮肤的瘙痒等问题，都可以通过疏通肺经来辅助调理。

为什么是辅助调理呢？其实任何一种疾病，或者是一个局部的疼痛，往往都是多个脏器不和谐，或者是多个脏器功能异常所导致的一个结果。

比如咳嗽，在咳嗽刚刚发生的时候，您按揉肺经上的尺泽穴、孔最穴，效果特别好。可是如果已经咳嗽两三个月了，那就需要用脾经、肾经的穴位来一起调节，这就是一个综合的调治过程。

另外需要指出的是，因为人体是对称的，所以经络也是对称的，疏通经络的时候，您可以在孩子左手的孔最穴、尺泽穴、鱼际穴揉一揉，再换到右手。疏通一边时，孩子烦了，您就可以换到另一侧揉揉按按。

您还可以跟孩子说：我们做一个游戏，我按一下这里你看疼不疼。他说疼的话，您可以说，那你数 60 个数，数完这 60 个数，你看看这里是不是不太疼了？让孩子像玩游戏、做实验一样，数 60 个数，这样一分钟过去，可能这个痛感真的就消失了。

3. 孩子便秘，疏通肺经的孔最穴很管用

可能大家对我们身体的自愈能力还不太了解，举个例子，肺的功能除了和呼吸有关系之外，肺还主降。什么叫降？就是人体内气机的运行是有升有降的。升由肝来主管，降则是由肺来主管的。

有一次，一个网友在网上给我留言，他说："路老师非常感谢您，我是一个儿童医院的儿科医生。"他跟我说，他的女儿三岁了，经常便秘，他试了各种方法都不管用，最后只有开塞露是最有效的。

后来他在网上看到我讲肺是主降的，但是我没有说疏通肺经能治便秘，于是他就想到了一点——解大便，这不就是往下降吗？他就去按揉了一下女儿的孔最穴。没想到一揉这个孔最穴，孩子就疼得受不了跑了，他把她叫回来，再给她将两个胳膊上的孔最穴都揉了揉。平时孩子要三四天才大便一次的，没想到当他给孩子揉了孔最穴之后，第二天孩子就主动去大便了。

他非常欣喜，借此机会，他把孩子的肺经，包括大肠经的易堵塞穴位，都给她揉了。他说没有想到中医的方法这么简单有效。

其实这些方法是什么呢？就是疏通经络后，调动了身体的生机，提高了身体的自愈力和抗病能力。

探查、疏通大肠经易堵塞穴位，
让孩子肚子不胀、不腹泻、不便秘

1. 孩子大肠经上有三个易堵塞穴位：
曲池穴、手三里穴、合谷穴

曲池穴

寻找大肠经的易堵塞穴位，您需要让孩子的手虎口向上，前臂微曲，这时候在肘关节的横纹外侧端，您把大拇指放在这儿，刚好是一个骨头缝，您轻轻地揉一揉，这个点就是曲池穴。

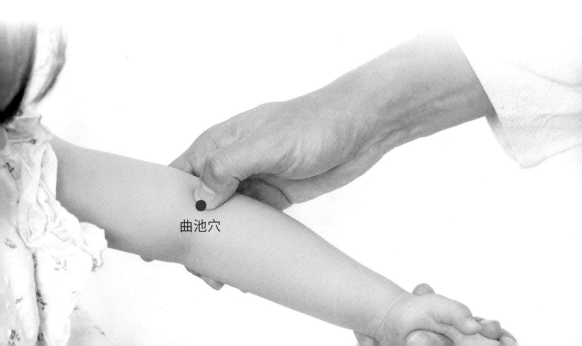

曲池穴

在给孩子寻找这些易堵塞穴位的时候，您可以自己先感受一下，这样再在孩子身上操作的时候，就更容易和方便了。

曲池穴是大肠经上的一个重要穴位，因为它在肘关节上，所以这个位置经常容易堵塞。您一摸，孩子这有点紧，您就可以给他在这揉一揉，轻轻地点按点按。按揉曲池穴本身就有清高热的作用，尤其是在孩子发热、感冒的时候，按揉曲池穴会特别疼。

手三里穴

曲池穴往下，孩子的手臂还是保持原来微曲的姿势，您用中指或食指指间关节轻轻地在他曲池穴向下三指宽的位置，轻轻地敲一下，孩子可能又躲了，这个位置叫手三里穴。手三里穴和我们的消化系统有很大的关系，您可以在这个穴位进行揉、按和点。

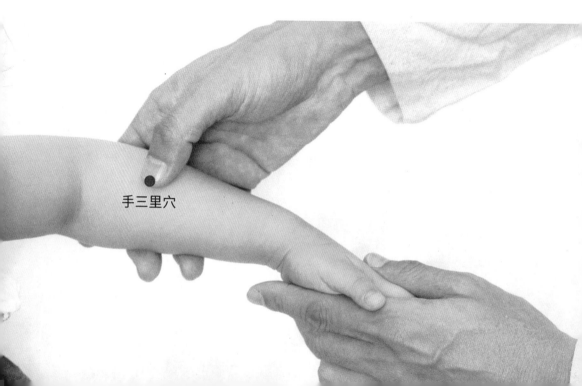

手三里穴

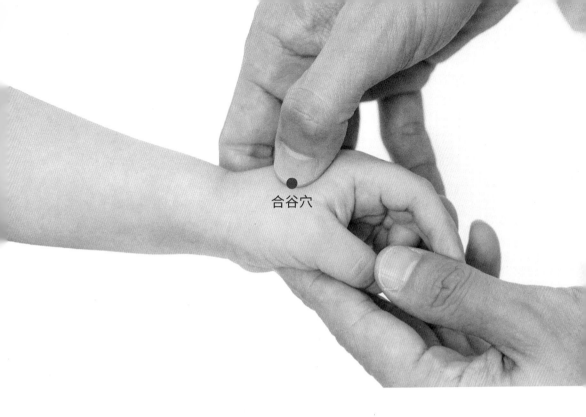

合谷穴

合谷穴

接着往下探查，就到了合谷穴，合谷穴在第二掌骨的中点处。您可以把孩子一只手的拇指放在另一只手拇指和食指之间的指蹼上，拇指尖所指的位置就是合谷穴。

揉合谷穴的时候和肺经上的鱼际穴一样，一定不要揉在那块肉上，而要揉在肉和骨头之间的缝上。力度您要掌握好，孩子的小手非常娇嫩，您使劲一掐，他整个手都疼了，所以要轻轻的。

根据我的经验来看，正常情况下，按揉合谷穴可能有点微酸，不会太疼。什么时候按揉可能会疼呢？比如说孩子发热、便秘、腹泻了，这时候按揉合谷穴，孩子的反应可能会很强烈。所以您要根据孩子的感受、孩子的反应，来判断他的穴位是不是堵了。不要听我讲完，觉得有这么多易堵塞穴位，孩子怎么能不疼呢？不疼是不是不对？于是就用力去疏通，这是不对的。

在大肠经上，曲池穴、手三里穴要作为探查、疏通的重点，合谷穴偶尔探查一下就可以了。

2. 疏通大肠经易堵塞穴位，让孩子排出香蕉便

通过疏通大肠经上的易堵塞穴位，能够辅助调理便秘、腹泻、小腹胀满、下牙痛、胃肠感冒等不适。

之所以能调理便秘，是因为肠道的蠕动和大肠的关系非常密切，所以外在的大肠经如果畅通，说明肠道的蠕动基本是正常的。便秘能调理，腹泻也能调理，您可能会觉得很奇怪，这是因为任何人体的病态反应都是身体失常的表现，所以您调节的不是便秘，也不是腹泻，而是在调节大肠的状态。当大肠状态恢复正常的时候，便秘和腹泻就都不存在了，排出来的就是香蕉便了。

有的小孩经常喊肚子疼，你问他哪儿疼，他也说不清楚，基本上是肚脐附近或者是少腹部疼痛。这种情况也可以通过疏通大肠经的堵塞穴位来调理。还有孩子下牙痛的时候，疏通大肠经也能起到止痛的作用，因为大肠经往上走是经过下牙的。

还有类似于胃肠感冒，比如带孩子去外面旅游，孩子水土不服，吃了点当地的特产，结果半夜恶心、呕吐、腹泻，还有点发热，这种症状一般可以用藿香正气水来调治。如果您没有带藿香正气水，这时候轻轻地按揉孩子大肠经的曲池穴、手三里穴、合谷穴，就有辅助调理的作用。

探查、疏通胃经易堵塞穴位，
让孩子不积食、胃口好、不挑食

1. 孩子胃经上有三个易堵塞穴位：
足三里穴、丰隆穴、内庭穴

足三里穴

胃经的易堵塞穴位在膝关节以下。首先是足三里穴。寻找足三里穴有个窍门，首先要摸到膝盖外侧下方有一个凹陷处，叫外膝眼。您在孩子小腿外膝眼向下四指宽的位置上画一个横断面，然后在这里骨头的外侧边缘就是足三里穴了。

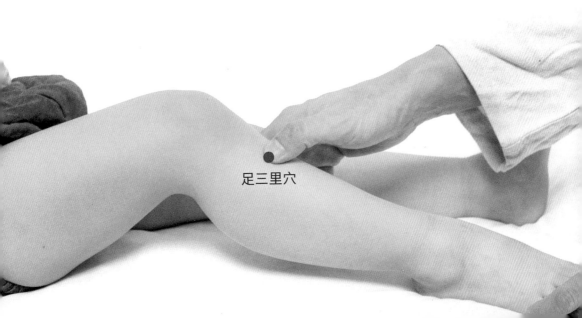

足三里穴

探查足三里穴，小朋友几乎都没什么反应。什么时候疼呢？比如胃不舒服、肠道不舒服的时候，按揉它可能会有一点酸、胀的反应。在日常生活当中，您可以每天按摩、刺激一下孩子的足三里穴，来调理肠胃。

丰隆穴

再向下探查，在小腿的中段是丰隆穴。把小腿从外膝眼到外踝尖连线，连线的中点横断面上骨头的外侧大概一指宽的距离上，有一块隆起的肌肉就是丰隆穴。

点按这个位置，孩子往往也不会有很强烈的反应。如果您在点按的时候，感到这里很紧，那你就连续按揉两三天；如果不紧，这不用按揉了，因为孩子的生命力非常旺盛，如果您不是给他胡吃海塞的话，他的脾胃功能一般都是很好的。

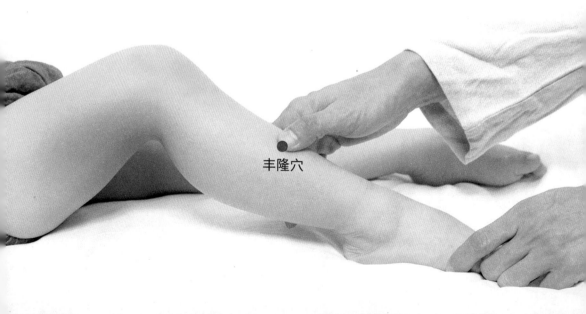

丰隆穴

内庭穴

接着往下探查到了脚丫，二脚趾和三脚趾分叉的末端，叫内庭穴。疏通内庭穴往往是用手指，食指和拇指轻轻地掐一掐，刺激一下。

内庭穴独有的一个作用是能够清胃热。如果孩子这两天有点食积，一张嘴嘴里有酸腐味，伸舌头一看，舌苔黄了，这种情况下可能代表有胃热了，孩子胃口也不太好了，这时候您就可以轻轻地给他掐一掐内庭穴，掐一分钟就可以了，这对泻胃热是很快的。

您在探查孩子胃经上的易堵塞穴位的时候，如果探查了足三里穴、丰隆穴和内庭穴，孩子都没有什么反应，那么，您就可以不再疏通、按揉这些穴位了。

疏通胃经的堵塞穴位有什么作用呢？它和消化有关，比如食欲不振不爱吃饭、胃痛、嗳气吞酸，小朋友有这方面的问题了，都可以通过疏通胃经上的易堵塞穴位来调理。当然，成年人有这类的问题，也可以去探查、疏通这些穴位来调理。

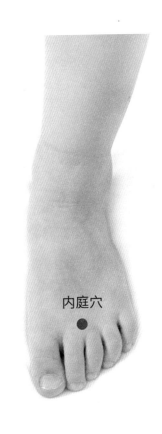

内庭穴

2. 孩子积食，胃痛胃胀、不爱吃饭，
多半是胃经堵塞了

通过疏通胃经上的易堵塞穴位，能够辅助调理胃痛、胃胀、食欲不佳，让孩子胃口好、不积食、不挑食。《黄帝内经》云："胃为水谷之海。"古人甚至说："有一分胃气则生，无胃气则死。"这说明胃气充盈对于食物的转化、吸收非常重要。

在现代医学看来，胃起到的作用是研磨食物，使之成为"食糜"，进而在小肠中被分解、转化为人体所需的营养。所以胃的功能好，研磨充分，食物转化、吸收就好。现在有些孩子容易积食，可能和平时家长过度喂养有关。尤其是肥甘厚味的食物吃得过多，使胃超负荷运转，开始时孩子只是胃胀不舒服、胃口变差，久而久之胃脏的功能受损，由于食物在胃中停留时间过长，口中就有酸腐的味道返上来，这就是人们常说的"积食"。

饮食内伤，不仅会引起消化系统的各种不适，还由于正气不足极容易引起外感。对于积食的孩子，要坚持给他按揉胃经的易堵塞穴位来恢复胃的功能。作为家长也要在喂养上合理有度，牢记古训："若要小儿安，常须三分饥与寒。"

◆

CHAPTER 3

如何探查、疏通孩子脾经、心经、小肠经易堵塞穴位

◎ 探查、疏通脾经易堵塞穴位，
　让孩子脾胃好、消化好、发育好

◎ 探查、疏通心经易堵塞穴位，
　安心神、促进气血运行

◎ 探查、疏通小肠经易堵塞穴位，
　排出肠道寒凉，让孩子吸收好

探查、疏通脾经易堵塞穴位，
让孩子脾胃好、消化好、发育好

1. 孩子脾经上有四个易堵塞穴位：
阴陵泉穴、地机穴、太白穴、公孙穴

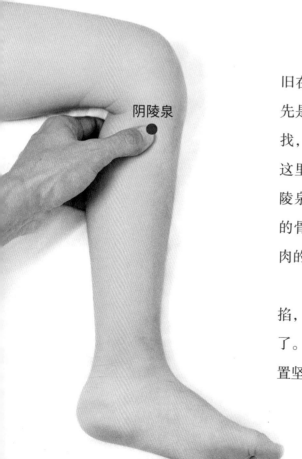

阴陵泉穴

孩子脾经上的易堵塞穴位依旧在下肢，小腿膝关节以下。首先是阴陵泉穴，阴陵泉穴特别好找，它就在小腿内侧胫骨的顶端，这里有一个凹陷的窝窝，就是阴陵泉穴。小腿内侧有一根很粗壮的骨头叫胫骨，在胫骨和小腿肌肉的结合部这条线就是脾经。

您在这轻轻地点一点，掐一掐，也许孩子会有点疼，他就躲了。这时候，你就给他在这个位置坚持揉一揉，按一按。

地机穴

地机穴

接着向下探查，在小腿内侧胫骨顶端凹陷处——阴陵泉穴下方四指宽三寸的距离上，还是在胫骨的骨头缝上，有一个穴位叫地机穴。

有的孩子脾胃虚弱，您在他的地机穴上轻轻一揉，可能就会产生一种紧张的感觉。有的成年人这个地方有一个大疙瘩，您可以在这个位置按揉一分钟，来缓解这里的疼痛不适。

公孙穴
太白穴

太白穴、公孙穴

接着往下探查到了脚趾，在大脚趾和脚掌连接处的关节，这里有一个隆起的骨头，在这个骨头的后方，脚的侧面就是太白穴，太白穴再向后大概一食指宽的距离就是公孙穴。

这个区域很重要，疏通太白穴和公孙穴除了能健脾和胃之外，还能养肺气。您看脾属土，土生金，疏通这里对调治咳喘是有帮助的。平时我经常把我家小孩的脚丫拿过来之后，就轻轻地握着他的脚丫，在太白穴和公孙穴上点几下。有时候他感觉到疼，您就稍微多揉一会儿；有时候不疼，就不用揉了。

脾经的重点探查穴位是阴陵泉穴、地机穴、太白穴和公孙穴。

脾为后天之本，如果孩子有食欲不佳、脘腹胀满，或者最近两天大便也不太正常的情况，您就要想到给他把脾经线路上的穴位探查、疏通一下了。

2. 脾为后天之本，脾经畅通了，孩子的消化吸收才会好

疏通脾经易堵塞穴位，恢复脾的运化功能，能让孩子恢复食欲，让食物消化、吸收得更充分，进而使身体得到更充足的营养，促进孩子生长发育。

中医认为，脾为后天之本。与胃相比，胃的功能是"消"，研磨食物，脾的功能体现在一个"化"字上，化得正常，身体的消化吸收功能才好，才能为化生精、气、血、津液提供足够的养料，才能使脏腑、经络、四肢、皮毛等得到充足的营养，同时代谢后产生的垃圾、废物也能顺利排出体外。

孩子正处在生长发育期，生长很快，但身体娇嫩，如果长期饮食寒凉、过度摄入高热量食物或者经常使用寒凉的药物，会使脾受到损伤，进而出现食欲不振、面黄肌瘦、发育迟缓等表现。

《黄帝内经·金匮真言》中说："中央为土，病在脾，俞在脊"，如果脾受到损伤，会反映在脊，这个脊，包括脊柱及其两侧。因此家长可以每天给孩子捏脊来健脾和胃，强健孩子的后天之本。（具体方法请参考第六章第一节"给孩子捏脊"部分内容）

探查、疏通心经易堵塞穴位，安心神、促进气血运行

1. 孩子心经上有五个易堵塞穴位：少海穴、腕部四穴

心经的易堵塞穴位，其实对孩子来说几乎是不存在的，但成年人是有的。您可以经常探查两个地方，一个是少海穴，一个是腕部四穴。

少海穴

把孩子的小手手掌心向上放平，稍微曲肘之后，在肘横纹的内侧端（小拇指一侧）凹陷处就是少海穴。

按揉这里，成年人往往会特别疼，小朋友几乎没什么感觉，为什么呢？因为孩子的内心特别纯粹，几乎没有任何不良信息和垃圾。我把这定为孩子心经上的一个易堵塞穴位，只是想提示一下家长，您可以偶尔在孩子的肘关节横纹的内侧端，给他轻轻揉一揉。如果孩子没有任何反应，您就不用管了。

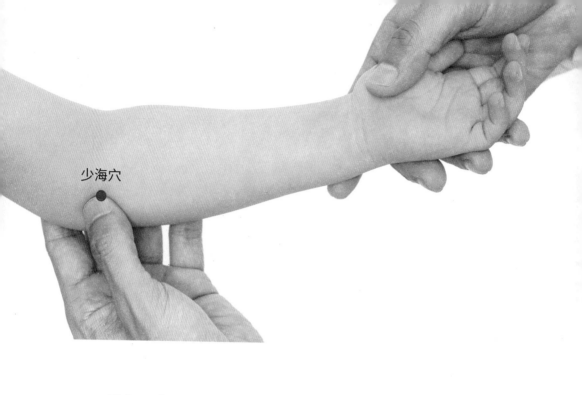

少海穴

腕部四穴

还有腕关节横纹内侧端凹陷处，依次向上一小指宽的距离上有四个穴位叫作腕部四穴，分别是神门穴、阴郄穴、通里穴和灵道穴。也是偶尔给孩子在那里点按几下就可以了。

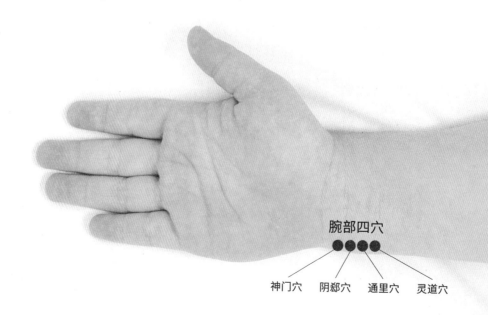

腕部四穴

神门穴　阴郄穴　通里穴　灵道穴

2. 早熟就意味着早衰，让孩子像孩子一样玩耍

疏通心经的易堵塞穴位，能够安心神，促进气血运行。

中医认为心的主要作用是主神明和血脉。《黄帝内经·灵兰秘典论》中说："心者，君主之官也，神明出焉。主明则下安，以此养生则寿"。心脏正常，人体其他脏腑的功能才能正常，如果心脏有了病变，君主之官的作用不能正常发挥，其他脏腑失去主宰，就会功能失调，病变随之产生。

孩子的脏腑稚嫩、心灵纯净，由情绪引发的疾病相对很少。但近年来幼儿教育成人化、功利化，使孩子的童年缺少快乐与稚气，很多孩子像个小大人一样变得心事重重，有的孩子甚至出现心慌、胸闷的症状。疏通心经的易堵塞穴位可以帮助缓解这些症状，但要想从根源上解决，还是要恢复孩子的童真本性。

请记住：早熟就意味着早衰。

探查、疏通小肠经易堵塞穴位，排出肠道寒凉，让孩子吸收好

1. 孩子小肠经上有两个易堵塞穴位：天宗穴、后溪穴

中医认为心和小肠是表里关系，都是属火的。孩子在小肠经上经常出现某些易堵塞穴位，这反映了他身体上的一些问题和隐患。因为我们现在经常吃一些冰的、凉的东西，在消化系统中，小肠是主导食物转换的重要场所，根据我的观察，很多孩子的小肠里面都是偏寒凉的，这点在小肠经上就能体现出来。

天宗穴

最直观的，能够体现出小肠寒凉的穴位是天宗穴，天宗穴在肩胛骨的中心点上。当您按揉孩子的肩胛骨中心点的时候，他会觉得痒痒，不太配合，所以我疏通天宗穴通常是用吮痧的方式。让孩子穿上露出肩胛骨的小背心，把孩子抱过来，注意室温别太冷，然后您用嘴努力地去吮吸这个穴位。

天宗穴怎么确定呢？我们的肩胛骨是个三角形，您把这个轮廓画好，三角形的中心点差不多就是天宗穴。

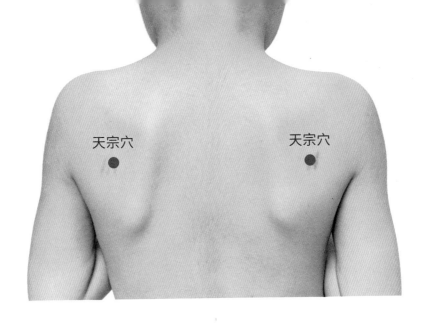

天宗穴　　　　　　　天宗穴

用嘴吮吸这个位置，有点像拔罐，您要用力往上拽一下，后面我会详细地讲吮痧的方法。吮吸之后，您往外一拽，这个位置的局部可能就红了。尤其是大量喝酸奶，从小就喝冷饮、大量吃水果的孩子，在他两侧肩胛骨的天宗穴上吮痧，非常容易就出痧了。这是什么呢？这就是小肠里的寒。

如果您的孩子经常喝酸奶、冷饮，吃水果，您就可以定期地一个星期给他在天宗穴吮一次痧。另外，让孩子尽量少吃寒凉的东西，甚至停掉，然后您再去给他在天宗穴吮痧，您会发现这里没有那么红了，慢慢地就不出痧了，这个位置就没问题了。

后溪穴

小肠经上的另一个易堵点？在孩子手掌的侧面小指掌指关节的后方，叫后溪穴。后溪穴是通脊柱的，您偶尔可以给孩子在这个点上轻轻地揉一揉，如果他感到有点疼，您就给他多揉一会儿；如果他没有感觉，就不用揉了。

疏通小朋友的小肠经，重点区域就是天宗穴。

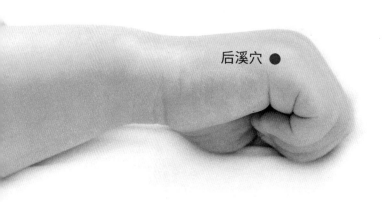

后溪穴 ●

2. 小肠怕寒凉，尽量少给孩子吃寒凉的食物

疏通小肠经的易堵塞穴位，可以祛除小肠中的寒气，让吃进去的营养能够更好地吸收，促进孩子生长发育。

《黄帝内经·灵兰秘典论》中说："小肠者，受盛之官，化物出焉。"食物经过胃的腐熟后，到达小肠，小肠是把食物转化为人体所需营养的重要场所。

现代医学研究证实，小肠是人体中的消化、吸收器官，里面有各种促进营养消化、吸收的消化酶。而消化酶的工作状态取决于肠道内的温度（最佳温度为37℃），温度过低就会降低消化酶的工作效率而影响营养的吸收，并产生代谢垃圾。

对于小孩来说，饮食寒凉会降低小肠的温度，使食物的转化、吸收受到影响，进而影响生长发育。

疏通小肠经的易堵塞穴位可以帮助身体排寒，但避免错误的喂养方式才是孩子茁壮成长的前提，家长一定要重视起来，尽量不给孩子吃冷饮等寒凉之物。

CHAPTER 4

如何探查、疏通孩子膀胱经、肾经、心包经易堵塞穴位

◎ 探查、疏通膀胱经易堵塞穴位，让孩子不受寒、不得风寒感冒

◎ 探查、疏通肾经易堵塞穴位，为孩子的生长发育提供原动力

◎ 探查、疏通心包经易堵塞穴位，让孩子情绪好，开朗活泼

探查、疏通膀胱经易堵塞穴位，让孩子不受寒、不得风寒感冒

1. 孩子膀胱经上有四个易堵塞穴位：委中穴、合阳穴、承山穴、昆仑穴

膀胱经是人体的第一道屏障，它在我们身体的背面。在感冒，尤其是风寒感冒的时候，您会非常明显地体会到膀胱经的存在。一般风寒感冒之后，您会有什么感觉呢？颈背部僵紧，这就说明在风寒侵袭体表之后，您后背上的肌肉系统、骨骼系统、皮肤系统，它们之间的关系一定不好了，气血流动变差了，所以才有后背僵紧的感觉。

委中穴

膀胱经的常见堵点在小腿膝关节以下。首先是委中穴，委中穴位于膝盖后面腘窝的中点。

疏通这个穴位，小朋友一般不会感到明显的疼痛，但时常腰酸背痛的成年人，委中穴那甚至有个大疙瘩。这种情况，疏通委中穴会感到疼痛。小朋友什么时候会感到疼痛呢？比如孩子六七岁，开始快速长身体的时候，膝关节可能会疼，这时候您可以在

膝关节后面的委中穴给他轻轻地揉一揉。

合阳穴

在委中穴直向下大概三指宽两寸的位置上，有一个穴位叫合阳穴。这个穴位刚好是两瓣肌肉的结合部，所以探查、疏通合阳穴，往往会有一些疼痛反应。我喜欢给孩子轻轻地点按松解这里，如果有僵紧的感觉，您给他揉一揉就行了。

承山穴

还有就是小孩子天天都是跑来跑去的。中医认为孩子的阳气都在腿和脚上，所以小孩子爱跑是天性，他如果不动反而是个问题。总跑的话，小腿上的肌肉有时就会有僵紧的感觉。

让孩子微微施力踮起脚

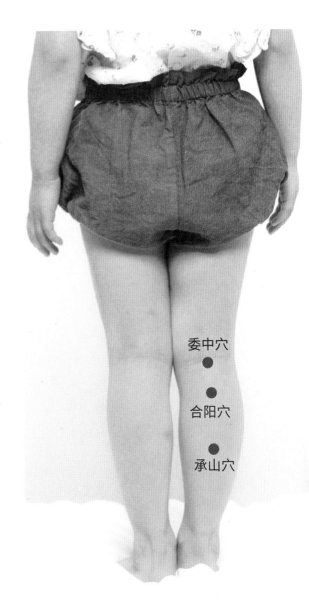

委中穴

合阳穴

承山穴

尖，小腿后面肌肉浮起的尾端就是承山穴，它位于人体小腿的后面正中间。

给孩子探查承山穴的时候，这里往往也是僵紧的，那么您就可以给他轻轻地点按松解一下这里。您还可以在承山穴的两边给孩子轻轻地捏一捏，您一捏他觉得有点疼了就松开手，再捏，再松开手，反复几次，这里就变得轻松了。

昆仑穴

膀胱经上还有一个易堵塞穴位叫昆仑穴。昆仑穴是在足外踝尖最高点和跟腱连线的中间凹陷处。您在揉的时候要注意，握住孩子的小脚丫，用手托着他的脚底板，大拇指刚好就能放在凹陷处。给孩子揉的时候您的大拇指稍微向下发力，抵在骨头上缘来发力，轻轻地揉。

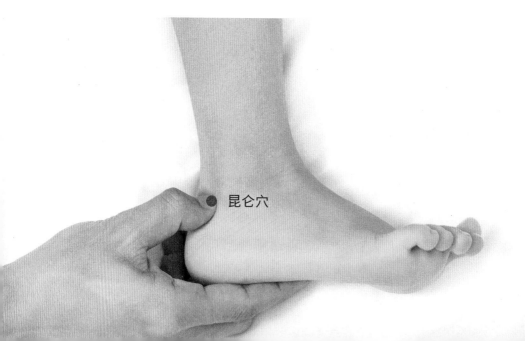

昆仑穴

我发现好多孩子按揉这个位置都疼。就是因为膀胱经是人体的第一道屏障，尤其在夏天，无处不在的冷气会蓄积在肌表，这时候按揉昆仑穴就会有疼痛、酸胀的反应。

这里要特别说明一下，您揉到哪个穴位疼的时候，绝不是意味着它对应的脏器出大问题了，它可能只是有了一个小隐患，所以您不必太焦虑。对孩子，我喜欢两个手同时握住他的小脚丫后面，给他轻轻地揉一揉，跟他做个游戏，让他数 60 个数，每数一个数点按一下，这样昆仑穴的痛感很快就减轻，甚至消失了。

疏通了膀胱经上的易堵塞穴位，其实不仅仅是疏通了膀胱经，它对孩子的十二脏器都有保护的作用。疏通膀胱经小腿这一段可以缓解手脚冰凉等症状。比如感冒初期的时候，膀胱经这里反应比较强烈，在疏通之后对缓解感冒很有帮助。还有像天冷了，有时候孩子白天跑得多，半夜的时候腿就会抽筋。如果您提前给孩子疏通了合阳穴、承山穴、昆仑穴，他就不会抽筋了。

2. 膀胱经是人体抵御外邪的第一道屏障

疏通膀胱经的易堵塞穴位，能够提高身体抵御外邪的能力，预防风寒感冒。

膀胱经的线路，从头到脚贯穿整个人体后部，它是人体抵御外邪的第一道屏障。很多人在风寒感冒时有这样的体会：初起时头项部头痛，严重时沿着膀胱经线路从脊柱两侧直到大腿、小腿后侧都会酸痛，发生疼痛的原因是体内的正气与寒气斗争所致。

《黄帝内经》中一再强调"圣人避风如避矢石"，在古代，能够远距离，并且在不知不觉中伤人的有什么呢？就是石头。圣人把风比作矢石，这个风从后面吹过来，偷偷摸摸的，所以又叫贼风。人体靠什么对付从后面而来的贼风呢？要靠膀胱经。

疏通膀胱经，保持膀胱经气血畅通，让身体随时警觉起来，祛除寒气。《黄帝内经》讲到养生问题时提出"虚邪贼风，避之有时"，这也要求家长不能麻痹大意，在寒冷环境、冷气充足的时候要给孩子做好御寒等防护措施，防患于未然。

3. 在膀胱经上吮痧，让孩子不感冒

作为家长，有一种预防孩子感冒的方法，您一定要学会，就是吮痧。吮痧可以及时清除侵入体表的寒邪，避免之后发展成感冒，甚至重感冒。

孩子受到寒凉刺激，一打喷嚏，就需要给他吮痧了

您看第 41 页这张照片，是我给我家小朋友吮痧后的一张照片。

我们当时住在北京，天挺热的，我们早上起来的时候把窗户和门都打开了，这样就有一个对流的风，结果孩子在客厅玩积木的时候就打了五六个喷嚏。

人为什么会打喷嚏？只有当异物进入鼻孔时，比如空中飘着

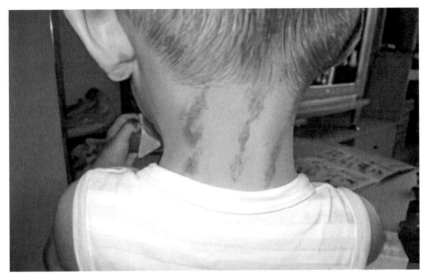

孩子受寒后，及时给孩子吮痧，把寒邪排出体外。

柳絮、杨絮，您在街上走着无意中吸进去一个，这时您才会一直打喷嚏。这种引起您打喷嚏的异物是有形的，那无形的是什么呢？

比如您带着三四岁的孩子去商场，夏天的时候冷气开得很足，我们成年人一进去没感觉，可是小朋友一进去走个三五步，就会打几个喷嚏，这说明小孩子体内的正气很足。这时候寒气也同样进入我们体内了，可是成年人的正气已经开始走下坡路了，所以他就没有力量通过打喷嚏把侵入体内的寒气打出去。

我们家有一个习惯，只要孩子一打喷嚏，就麻利地把他抱过来，从脊柱头项部开始到脊柱两侧膀胱经一口一口地往下吮吸。为什么这样做呢？孩子一打喷嚏就是告诉我们"敌人"已经来了。

敌人在哪儿呢？在肌表，打喷嚏本身不仅是在报警，同时也在开始清理体内的垃圾了。

这时候在他的病位，也就是膀胱经上吮痧，能快速把侵入体表的寒邪驱赶出去。我在我们家孩子身上做过试验，在他没有任何问题的时候，怎么吮吸也不会出痧，有问题的时候，轻轻吮吸一口痧就出来了。

至于吮痧具体吮到哪儿？有的朋友说从头项部吮到大椎穴。不一定，这要站在身体的角度来思考。如果这次"敌人"来得少，可能吮到大椎穴差不多就不出痧了；但如果"敌人"来得多，可能要一直吮到后背膀胱经的两侧。

下边这张照片是我给我们家孩子吮痧后的照片。那次"敌人"来得比较多，寒邪侵入体表比较多，我就从孩子的头项部，直到后背膀胱经一口接一口地吮吸，每一口都出痧，一直吮到差不多腰部。当吮完了，心里也就踏实了，因为寒邪侵入的局部已经松解了，气血流动正常了，身体也就和谐了，就不会有后面的感冒等问题了。

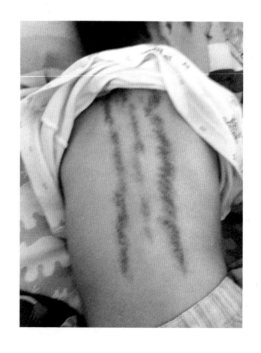

每个家长都应该学会的外部祛寒法

如果在孩子因为受寒打喷嚏后没有给他吮痧，到了下午两三点，阳气最旺盛的时候，人体的正气和邪气就要进行对抗，在体内就会产生一些制热源，孩子就会发热。

大家注意了，小孩子发热经常会到40℃，而成年人体温到39℃就很难承受了。这是因为成年人的正气已经开始走下坡路了，而孩子的正气很足，它和"敌人"斗争得非常激烈，就产生了发高热的现象。

这时候如果您把孩子送去医院，一验血白细胞高，医生就用了抗生素来输液。您想一想，明明是一个外在的受寒，结果把冰冷的液体输到体内，寒凉的药物注入体内，这不形成了内寒吗？所以吮痧是我一直在推广的，最安全、有效的祛除外感寒邪的一个方法，真心希望每一个家长都学会吮痧。

吮痧的方法和特点

吮痧的方法很简单，就是让孩子以舒服的姿势坐着或趴着，家长从他的脊柱头项结合部开始，把嘴固定在这个位置上，您稍用力地往外一嘬，"啵"的一下，您可以在一个地方吸三下啵一下，再沿着督脉和膀胱经依次向下，一口接一口地嘬，从孩子的发际线吮吸至肩背部。

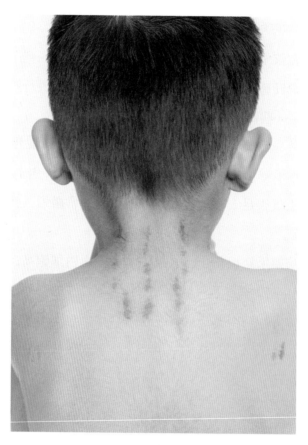

小儿吮痧效果

　　吮痧的特点是什么呢？首先它非常简单，易操作，而且孩子基本不会感到任何痛苦，他以为您在和他玩呢，就把病邪祛除了。膀胱经是人体的第一道屏障，如果孩子有点打喷嚏、流鼻涕，那就说明外邪已经侵袭了他的第一道屏障，成年人可以用刮痧的方法来祛除，可是孩子的皮肤很娇嫩，您就可以用吮痧的方法来祛除。

我家小朋友在不到八个月大的时候，第一次发热，那天下午3点左右他妈妈带他下楼转了一圈，上楼的时候妈妈就说孩子额头好像有点热。我就把孩子抱过来，从他脖子后面开始吮痧。因为孩子那时候特别胖，也不配合，身体摇来摇去的，我觉得当时吸得不太好，东一口西一口的，反正后背膀胱经两侧有一些小红点点。

结果我吸完后，没超过十分钟，孩子的小脑门儿上就出汗了，再摸额头，热就退了。后来，只要我家孩子受寒发热，有点儿风吹草动的时候，我就麻利地把他抱过来开始吮痧。在这个过程中，家长其实就是把爱心释放出去，最重要的是防病于未然。

吮痧的最佳时机

我家老大现在十多岁了，真正到他发热需要用药的阶段只有一次。那次在孩子身上大意了，觉得他可能受寒了，但是没给他吮痧，结果正巧赶上大寒节气，孩子烧了七天，这七天对我来讲真的是太煎熬了。

所以吮痧最重要的是防病于未然，等到烧起来了，您再去处理，它还有很多的变化，您会非常焦虑。还不如平时您警觉一点，及时把这些隐患清除在萌芽状态，所以吮痧的时机很重要。

第一，孩子刚有点打喷嚏、流鼻涕的时候。比如半夜睡觉蹬被子受风着凉了，这时候，您需要赶紧把孩子抱过来吮痧。

第二，孩子在低温环境下停留的时间太长了。比如夏天在地铁里冷气开得非常足，孩子穿得又比较少，时间稍微长一点，身体就会受到寒邪的侵袭。

第三，就是孩子出汗后吹冷风。孩子玩得一身汗，再坐地铁或者风一吹，第二天就可能开始发热、咳嗽。

第四，立秋后每一个节气转换时。立秋后天越来越凉了，西北风开始吹，孩子经常会有鼻塞、流鼻涕的情况出现，这就是一个警报，提醒您需要马上给他吮痧了。

我是吮痧的受益者，十年来推广吮痧之法，很多家长也受益了。有的家长跟我说，在吮痧的时候可能用力过猛了，把舌头都吸出泡来了，吮痧的时候不要用太大的力气，一般不会出现这种情况。还有家长跟我说，他给孩子吮完之后自己狂打喷嚏，这种情况我从来没有过。我觉得孩子出现问题了，您赶紧帮他解决掉，后面成年人的事就好办了。

说实话，我已经给孩子吮痧十年了，这几年一直在吮，从来没有出现过喉咙痛、狂打喷嚏的情况。如果有的妈妈身体比较弱，那您就让爸爸来做。在我们家吮痧这个活就是我来做的。我太太一般都非常警觉，她先发现苗头不对，孩子好像受寒了要发热，剩下的我来做。

吮痧的时机非常重要，如果错过了这个时机，比如孩子已经烧起来了，您再去吮，往往效果就不明显，局部也不太容易出痧。因为病位已经入里了，寒邪已经侵入到体内甚至脏腑中了，这时候就不是简单的吮痧能解决的了。所以孩子受了寒邪，越是在早期干预，越容易解决，家长就能越省心，孩子就能少遭罪。

有的家长问我，给孩子刮痧行不行？因为孩子皮肤非常娇嫩，刮痧会损伤他的皮肤，孩子也不会配合，拔罐也没有必要，因为吮痧这个动作本身就有拔罐的意思了。有的家长说初次给孩子吮痧，孩子特别不配合，那您就先抚摸抚摸他，安抚安抚他，然后再跟他讲我们来做个游戏，把他抱在腿上，然后您再试一下。

吮痧，还可以吸孩子肩颈的两侧

根据我的经验，除了吮吸脊柱两侧膀胱经，还有沿着脖子两侧的胆经线路您也可以给孩子吮一下，往往这个地方也会蓄积一些垃圾。

尤其在风寒感冒初期，因为从肌表外邪还要往里面深入，所以您在胆经的线路上给它阻断一下，往往效果也很好。现在我家孩子受了风寒，后背及颈项部经常被吸出五道杠，分别是脊柱、两侧膀胱经和颈部的两侧。

家长把爱心释放出去，孩子基本没有任何的痛苦，同时还能防病于未然，我觉得这也许就是医学的最高境界。希望您能把这个吮痧的方法用到孩子身上，每个星期可以给孩子体检一次，吸一下。

吸完痧之后，多长时间能洗澡呢？根据我的经验，这个不是太重要，只要洗澡的时候注意避风，不要让孩子再受寒，就行了。甚至有的孩子正在打喷嚏、流鼻涕，您给他吸完痧之后喷嚏就止住了，鼻涕也不流了。

探查、疏通肾经易堵塞穴位，
为孩子的生长发育提供原动力

1. 孩子肾经上有三个易堵塞穴位：
大钟穴、水泉穴、照海穴

肾经的易堵塞穴位在脚踝上，所以我经常说平时多给孩子捏捏小脚丫、捏捏小手，其实您就已经在呵护他的健康了。

大钟穴

在膀胱经昆仑穴的对面，足内踝尖（最高点）和跟腱连线的中点向下五毫米至骨头上缘处，这里有一个窝窝就叫大钟穴。在这个位置您偶尔给孩子按揉一下就可以了。

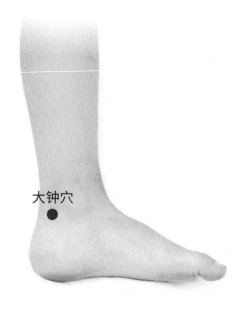

大钟穴

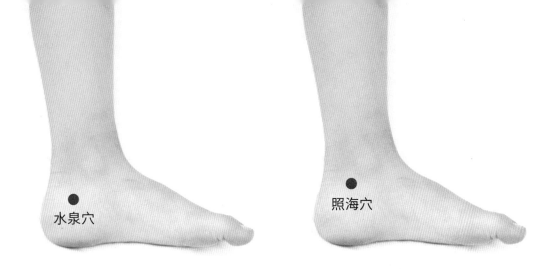

水泉穴

再往下在足内踝尖和足跟尖连线的中点处，这里是水泉穴。按揉水泉穴的时候，有的孩子会觉得疼，这时候您就给他轻轻地揉一分钟左右就可以了。

照海穴

将足内踝尖、足跟尖、水泉穴三点连成一条直线，将拇指放在水泉穴上，沿着这条线向斜上方轻推至踝骨下端的骨缝处，这里就是照海穴。

给孩子按揉这个位置，有时候会疼，这是怎么回事呢？比如孩子老清嗓子，咳嗽两三个月了，这种情况下，按揉照海穴和水泉穴这两个位置都可能会疼。还有孩子小便频繁，没一会儿就要去一趟厕所，您觉得他好像着凉了，这时候按揉水泉穴、照海穴也经常会有疼痛的反应。

平时多探查、疏通这些穴位，对养肾护肾是有一定作用的，所以探查、疏通肾经上的易堵塞穴位，对于缓解腰酸怕冷、小便频繁、久咳、喘咳都是有帮助的。

2. 肾为先天之本，肾经畅通，
孩子才能生长发育好

疏通肾经的易堵塞穴位，可以促进孩子生长发育，缓解久咳、小儿尿床、小便多等症状。

中医认为，肾能够藏精，肾气为人身诸气之根，是生长发育的原动力，故称肾为"先天之本"。

《黄帝内经·素问·上古天真论》中说："丈夫八岁肾气实，发长齿更；二八，肾气盛，天癸至，精气溢泻，阴阳和，故能有子；……；五八，肾气衰，发堕齿槁；……"这是肾中精气对男性生长、发育、生殖所发挥作用的规律性总结。

在孩子的生长发育过程中，如果过度损耗肾精，就会破坏这个规律。而饮食寒凉、环境寒凉、熬夜、食物中的激素过度摄入等不良行为都是耗损肾精的主要因素。

从肾经的循行线路看，肾经经过肺脏，这可以解释为什么久咳会伤肾气。按揉肾经的易堵塞穴位可以缓解小儿久咳，对于发热后的咳嗽立即按揉肾经的照海穴会很快见效。

肾主生殖、发育，泌尿系统的问题也可以通过疏通肾经来辅助调理。有的孩子五六岁了，夜间如果经常尿床，可以按揉肾经和脾经的易堵塞穴位来调理。

探查、疏通心包经易堵塞穴位，
让孩子情绪好，开朗活泼

1. 孩子心包经上有三个易堵塞穴位：
天泉穴、肘下二寸、郄门穴

天泉穴

首先把孩子的手掌向上放平，放平之后手臂的正中线上就是心包经的线路。在肱二头肌的中上段，您用手指指间关节轻轻地敲一敲，会有一个僵紧的地方，这里就是天泉穴。

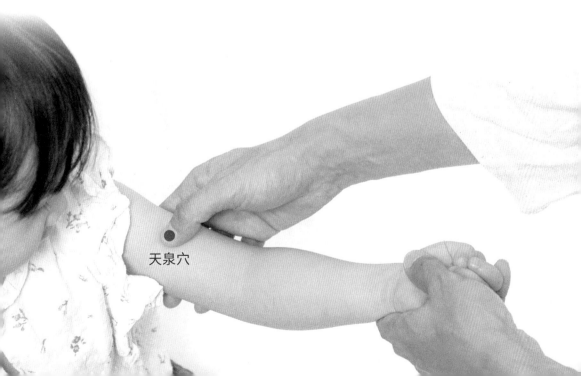

天泉穴

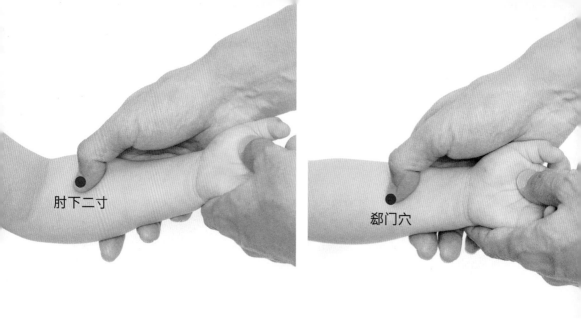

肘下二寸

继续沿着手臂上的心包经向下探查，在肘横纹向下三指宽的正中线上，探查的时候有的人会疼，这里就是肘下二寸。在肘下二寸上您可以给孩子轻轻地揉一揉，感受一下，如果有僵紧的感觉，就多揉一会儿。

郄门穴

再往下探查，在腕横纹向上五寸的地方敲击、按揉，可能会有僵紧、疼痛的感觉，这里是郄门穴。

疏通心包经重点探查的区域是手臂上端。有的孩子肱二头肌特别硬，您就轻轻地从上向下帮他点按点按、捏一捏这个区域就行了。肘下二寸和郄门穴不作为重点疏通的穴位。心包经如果能够畅通，会让孩子更开朗活泼，看到孩子情绪好、开心，家长自然也就开心了。

2. 疏通心包经，让孩子更快乐

疏通心包经的易堵塞穴位，能舒缓情绪让孩子更快乐。

《黄帝内经·灵兰秘典论》中说："膻中者，臣使之官，喜悦出焉。"这里的膻中特指心包，中医所说的心包与情绪的关系最为密切。不良的情绪会伤害心包，受伤的心包会使情绪变得更焦虑、烦躁。保持心包经的畅通可以舒缓情绪，让心情愉快。

孩子生来就是快乐的，容易焦虑的是成年人。都说孩子是一面镜子，反射出家长的样子。作为家长，也可以疏通心包经，帮助身体平复情绪，不焦虑的父母一定能培养出天真、快乐、真诚、善良的孩子。

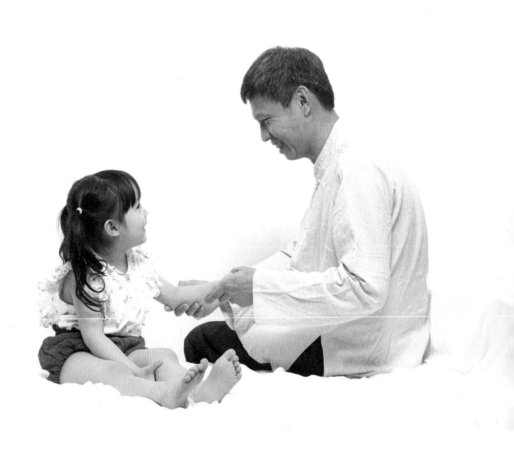

CHAPTER **5**

◆

如何探查、疏通孩子三焦经、胆经、肝经易堵塞穴位

- ◎ 探查、疏通三焦经易堵塞穴位，
  让孩子脾气好、不哭闹

- ◎ 探查、疏通胆经易堵塞穴位，
  让孩子晚上不哭闹、睡得香

- ◎ 探查、疏通肝经易堵塞穴位，
  让孩子肝气舒畅、不急躁

探查、疏通三焦经易堵塞穴位，
让孩子脾气好、不哭闹

1. 孩子三焦经上有两个易堵塞穴位：消泺穴、四渎穴

消泺穴

消泺穴位于手臂上段肱骨的中点外缘处。我们的手臂上段只有一根骨头叫肱骨，在上臂外侧肱骨的中间下缘，您轻轻地按一按感觉有絮状的东西，有点疼，这里就是消泺穴。

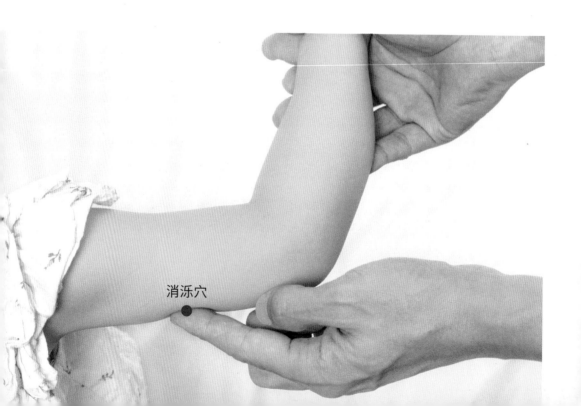

消泺穴

如果这个位置是紧的，您就给孩子轻轻地点按点按，帮他松解一下。按揉消泺穴，往往成年人的痛感特别明显。

四渎穴

还有前面提到过的四渎穴，因为它位于两瓣肉之间，所以特别容易出现堵塞。手掌向下放平，前臂微曲，在肘部到腕部的正中线上，从肘关节横纹处向下三指宽处，就是四渎穴。

您在这儿给孩子轻轻地捋一捋、点一点，就可以了。尤其是孩子感冒发热之后，晚上9点多上床后开始咳嗽了，您给他揉一揉三焦经上的这两个易堵塞穴位，止咳效果会比较明显。还有比如孩子经常生气、哭闹、发脾气，您晚上也可以给他揉一揉这两个穴位，很可能就把孩子这方面的问题给解决了。

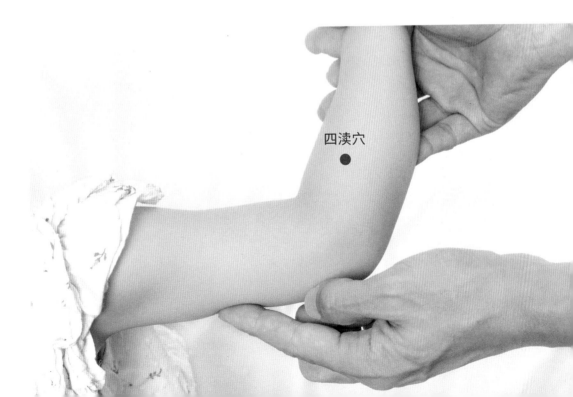

2. 三焦经畅通，
   孩子才能消化吸收好、睡眠好

疏通三焦经的易堵塞穴位，让孩子消化好、心情好、不哭闹。

《黄帝内经·灵兰秘典论》中说："三焦者，决渎之官，水道出焉。"《难经·六十六难》中说："三焦者，原气之别使也，主通行三气，经历五脏六腑。"三焦关系到饮食的消化、吸收，以及排泄。

现代有一种说法，认为三焦系统参与调节人体的内分泌系统，对于激素的分泌有影响。比如上焦对应脑垂体、松果体、甲状腺；中焦对应胸腺、胰腺；下焦对应性腺、肾上腺。我认为这种说法有一定的道理，因为我遇到的有甲状腺、糖尿病等内分泌失调性疾病的人，三焦经的易堵塞穴位个个痛不可摸。

情绪的剧烈波动会影响激素的分泌，经常熬夜、不按时作息也会伤到三焦经。所以三焦经容易堵塞，线路上的易堵塞穴位要经常探查、疏通，以提升孩子的消化吸收能力，保持优质的睡眠。

探查、疏通胆经易堵塞穴位，
让孩子晚上不哭闹、睡得香

1. 孩子胆经上有三个易堵塞穴位：
风市穴、悬钟穴、足临泣穴

《黄帝内经·素问·六节藏象论》中说"凡十一脏取决于胆"，可见胆在十二脏器中非常重要，因此疏通胆经的易堵塞穴位对孩子来说也非常重要。

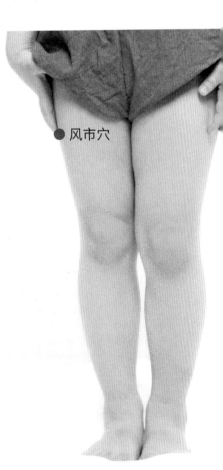

● 风市穴

风市穴

胆经的易堵塞穴位在下肢，中在大腿的外侧中线上有一个穴位叫风市穴。您可以让孩子双脚立正站好，双手垂直并拢放于大腿外侧，中指指尖点的那个位置就是风市穴。

探查、疏通孩子风市穴的时候力度一定要轻，因为这个地方很可能会疼。

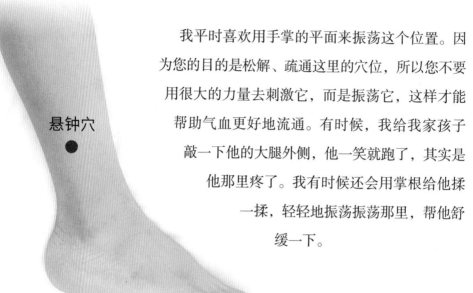

悬钟穴

我平时喜欢用手掌的平面来振荡这个位置。因为您的目的是松解、疏通这里的穴位，所以您不要用很大的力量去刺激它，而是振荡它，这样才能帮助气血更好地流通。有时候，我给我家孩子敲一下他的大腿外侧，他一笑就跑了，其实是他那里疼了。我有时候还会用掌根给他揉一揉，轻轻地振荡振荡那里，帮他舒缓一下。

悬钟穴

继续向下疏通就到了脚踝，外踝尖向上四指宽处就是悬钟穴。您轻轻地给孩子揉一揉这里，如果里面有一些被硌着的感觉，或者有一些僵紧，您就多揉一会儿，轻轻地给他把这里揉开。

足临泣穴

胆经上还有一个易堵塞的穴位是足临泣穴，成年人的足临泣穴一按都特别疼。您将食指放在孩子的第四脚趾和第五脚趾之间，然后直直地向上推，推到大概脚面的中间时，会有一个骨头缝，这里就是足临泣穴。

疏通这个穴位，感到疼的小朋友应该不太多，但成年人一般

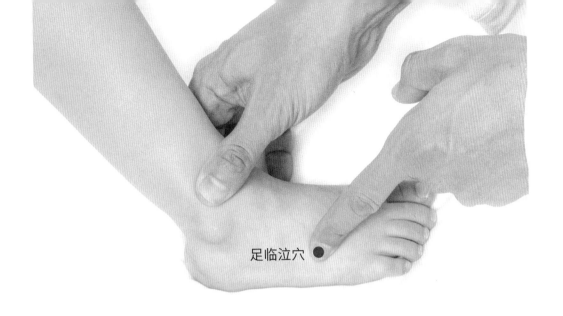

足临泣穴 ●

都很痛，因为成年人熬夜、生气、焦虑等，对胆经的影响都非常大，所以在肌表外面就会有这样的强烈反应。

2. 胆经畅通，孩子才会避免受惊吓、茁壮成长

疏通胆经有什么好处呢？首先"凡十一脏取决于胆"，它跟其他所有脏器都有关联，胆经畅通了，对胆以及其他内脏都有一定的养护作用；另外像孩子晚上哭闹、多梦、半夜12点咳嗽、口干等，疏通胆经，能在很大程度上缓解、调治这些问题。

疏理胆经的易堵塞穴位可以促进胆汁合理分泌，帮助脂肪等食物更好地转化吸收，为身体提供更多能量，保证孩子健康、茁壮地成长。

受寒、焦虑、熬夜、受恐吓都会使胆受伤，作为家长要在这些方面警觉起来，育儿功夫在平时。

探查、疏通肝经易堵塞穴位，
让孩子肝气舒畅、不急躁

1. 孩子肝经上有两个易堵塞穴位：
　　阴包穴、太冲穴

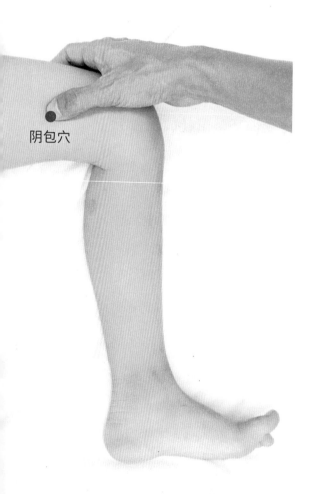

阴包穴

阴包穴

　　小朋友肝经上的易堵塞穴位有两个。一个是阴包穴，在大腿内侧的正中线上，膝关节上方大概一个手掌宽的地方。

　　探查阴包穴一般会有僵紧的感觉，我经常先用掌根给孩子在阴包穴揉一揉，揉的时候如果他觉得疼了，我就用拳头的侧面轻轻地给他在这个位置振荡一下。

其实疏通阴包穴感觉到疼或僵紧，就说明身体已经出现了一些问题。当下不管是成年人还是小朋友，都有一种向上的力量太猛了，而肝气是需要舒展的，它平时应该是柔软的状态。这儿紧绷了，我们把它揉开，里面的肝气就会顺畅起来。

当疏通阴包穴痛感下降，甚至消失之后，这里局部会变柔软，您会发现孩子的脾气也缓和了，不再暴躁易怒了。成年人也是这样，疏通肝经的时候会打嗝、排气，这是在把你日积月累的不良情绪排解出去，之后您会发现自己的脾气变好了，在单位的人际关系也变好了。

太冲穴

肝经上的易堵塞穴位除了阴包穴之外，还有太冲穴。太冲穴在脚面最高点，大脚趾与二脚趾分叉的凹陷处。

有时候我喜欢托着孩子的小脚丫，从太冲穴开始轻轻地给他点按点按。不管是脚面上的缝缝，还是手掌背上的缝缝，如果您有时间的话，都可以经常轻轻地帮孩子点按点按。这些经络最远端的缝隙如果是畅通的，就证

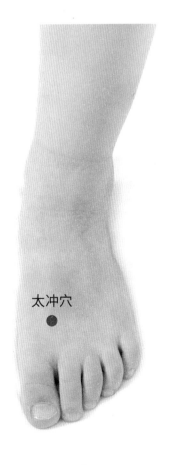

太冲穴

明孩子的气血能量可以布散到身体的最远端，也就说明他的脏腑功能是非常好的。

2. 肝经畅通的孩子，生长发育和睡眠都不会差

疏通肝经的易堵塞穴位，让孩子肝气舒畅、不急躁。

《黄帝内经·素问·灵兰秘典论》中说："肝者，将军之官，谋虑出焉"，肝的主要生理功能是主疏泄，主藏血。

肝主疏泄，疏泄代表肝应该是柔和舒畅的状态，既不抑郁也不亢奋，从而使全身脏腑组织的气机保持平衡协调。孩子虽然身体娇嫩，但生命力旺盛，这个生机就是由肝来提供的。

肝主藏血，指肝脏具有贮藏血液和调节血量的作用。休息和睡眠时，身体外周的血液需求量相应减少，大量血液就归藏于肝，所以《黄帝内经·素问·五脏生成篇》中说："故人卧血归于肝"。睡眠好，一觉到天亮说明肝血充足。

疏通肝经，帮助肝处在最佳状态，让肝气舒畅，保持孩子的旺盛生机，孩子呈现给我们的就是不急躁、张弛有度的状态了。

总结：

对十二经络上的这些易堵塞穴位，您一个星期给孩子从上向下轻轻地按揉按揉，探查一下就行。别看我讲了三十多个易堵塞的穴位，实际上一个三四岁的小朋友，也许只有不超过十个疼痛点和僵紧点。您一星期抽出十来分钟的时间，就可以帮他疏通了。

如果孩子的身体是柔软的，气血是畅通的，就证明此时此刻孩子是健康的；您也可以观察他的食欲、起居、睡眠，这时候应该是非常好的状态。所以一星期给孩子做一次经络体检，及时发现、疏通孩子经络中的一些堵塞点，孩子身体健康，家长也就安心了。

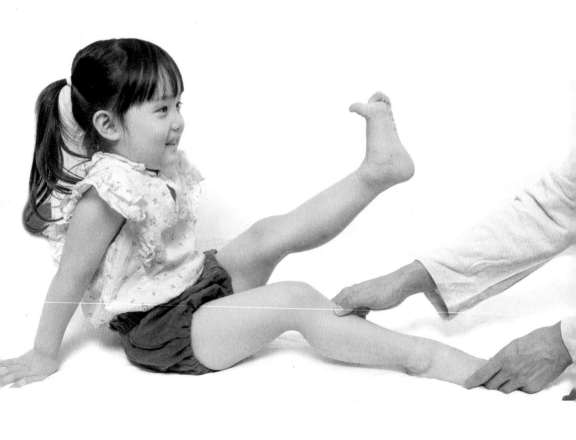

◆

CHAPTER 6

孩子每日睡前
必做的保健法

◎ 捏脊一次，孩子的五脏六腑全都保养了

◎ 揉足三里，给孩子一个强健的脾胃

◎ 擦涌泉，固肾气，让孩子发育好、长得高

◎ 极轻摩腹，让孩子睡得好、大便通畅

捏脊一次，
孩子的五脏六腑全都保养了

　　前面说过，每周您给孩子在身上一些重要的穴位探查一下，做一个经络体检，在僵紧、疼痛的地方给他揉一揉、按一按，这是一周一次的养护。那么，在每一天当中，尤其在睡前，您也可以拿出十几分钟的时间，给孩子做一些简单的爱抚，这对他的健康是有极大帮助的。

　　其实在育儿的过程当中，我们总能从孩子身上学到很多东西，所以，在和孩子进行亲子互动时，还是那句话，放下您的目的和企图心，享受和孩子交流、沟通的那种快乐。

　　每天在孩子睡觉前，您可以给他捏捏脊，这样可以调动身体的正气，能够强健脾胃，促进消化。其实捏脊给孩子身体带来的好处，绝对超出你的想象。

1. 捏脊，等于在调养五脏六腑

　　脊柱位于后背的中央，属土；而脾也位于五脏的中央，属土，所以捏脊能够健脾。《黄帝内经·素问·金匮真言论》里特别提到，五脏在肌表各有一个通道，比如肺的通道在肩背，肝的通道在颈项，脾的通道在脊背上——"中央为土，病在脾，俞在脊"。所以通过对孩子脊柱和脊柱两侧膀胱经的按揉，就是间接地在对脾进行保养，这是捏脊的其中一个作用。

另外，脊柱两侧分布着十二脏器的通道。什么意思呢？就是在脊柱两侧旁开两指宽是膀胱经的第一侧线，从第三胸椎开始，脊椎突出的地方旁开两指宽叫肺俞，依次向下为厥阴俞、心俞、膈俞、肝俞、胆俞、脾俞、胃俞、三焦俞、肾俞、大肠俞、小肠俞、膀胱俞，等等。俞在这里是通道的意思，也就是说，您在刺

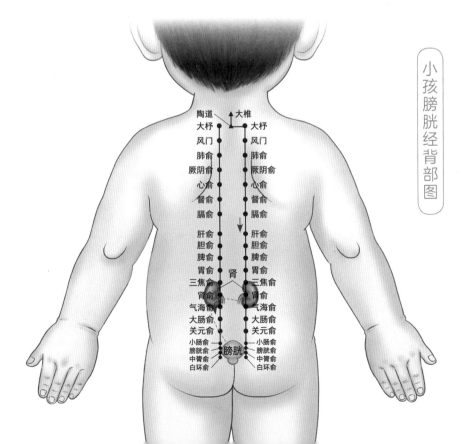

小孩膀胱经背部图

激整个脊柱两侧的时候，就是在对体内的十二脏器进行保养，对身体里面十二脏器的功能有一个唤醒、激活的作用。

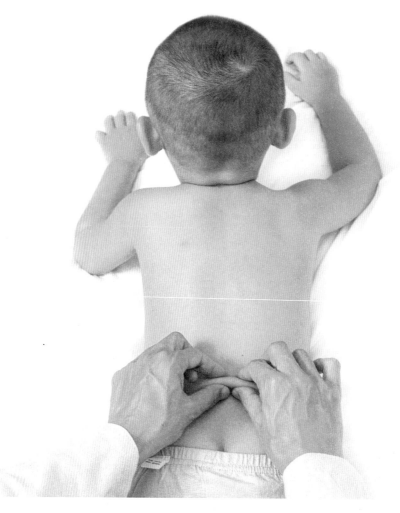

每天睡前给孩子捏脊，调五脏，强健孩子的脾胃

2. 捏脊的方法

小朋友在一岁左右，甚至更早一点，六个月左右能趴着的时候，就可以捏脊了。

每天睡前，让孩子趴在床上，您就可以快速地从他的尾骨下方开始，大拇指在后面，食指在前面捏住孩子脊柱两侧的皮肤向上推，擀这个皮，一直捏到肩颈部。有人说要三捏一提，其实我个人觉得没必要。至于是从上往下捏，还是从下往上捏，我觉得也没必要纠结这件事，重要的是把捏脊这个动作做完。每天晚上捏脊 3~5 遍。

3. 捏脊是养护孩子五脏六腑最简单的方便之门

成年人捏脊的时候大都特别疼，而孩子如果每天晚上睡觉前捏脊 3~5 遍，他基本没什么感觉，这是因为孩子的身体是柔软的。成年人的问题就是皮肤、肌肉和骨骼之间太紧了，所以一捏就疼。其实，越疼越说明您这里是不通畅的，更应该坚持每天睡前捏脊 3~5 遍。

给小朋友捏脊，多数情况下是没有太大疼痛反应的。但是我做过实验，像我家孩子有时候在外面跑被风吹了，刚打了两个喷嚏、有点流鼻涕，还没给他吮痧呢，这时候给他捏脊的话，捏到肺俞的位置上，那里往往是紧的，他会感觉到疼。

如果孩子是一个正常的状态，在捏脊的过程中他是很舒服的。其实，捏脊就是对体内脏器起到一个微微的刺激作用。您每天都这么柔和地爱抚一下孩子，跟他的十二脏器打个招呼，这就够了。

建议一岁以上的孩子，每天晚上睡觉前家长都给他捏捏脊，也就是几分钟的事。我家哥哥现在都十几岁了，每天晚上睡觉前都要给他捏脊 3 遍，他觉得很享受、很舒服，会主动来找你捏。

有的家长说给孩子捏脊，孩子不配合，总是晃来晃去、又哭又笑的。这种情况您可以先轻轻地给他在后背抚摸抚摸，让他先安定下来，因为您之前没有这么给他捏过，所以一捏他就痒痒，但捏习惯之后，他会觉得很舒服，自己就来找您捏了。

捏脊是对十二脏器都能起到养护作用的最简单、最方便的一个方法。

揉足三里，
给孩子一个强健的脾胃

　　虽然捏脊能够健脾，其实它更重要的作用是对十二脏器的一个唤醒。说到强健脾胃，有一个穴位具有很好的强健脾胃的功能，就是大家熟知的足三里穴。我喜欢每天在孩子睡前给他轻轻地揉一揉足三里。

揉足三里的方法

　　寻找足三里穴有个窍门，在膝盖外侧下方有一个凹陷处，叫外膝眼。以外膝眼作为定位点，四个手指并拢，把食指平放在外膝眼上，小指外侧画一条横线，这条横线与小腿前面正中央骨头的交叉点外侧就是足三里穴。

　　最好爸爸、妈妈来给小朋友按揉。因为只有父母给孩子揉，他才不会感觉到异样。如果换成医生或者其他不太熟悉的亲友来揉，孩子会觉得痒，不配合，小腿乱蹬。

　　胃是人体中非常重要的一个脏器。《黄帝内经·灵枢·玉版》中说："人之所受气者，谷也；谷之所注者，胃也；胃者，水谷气血之海也。"胃把食物收纳之后，要进行腐熟，然后向下进入小肠，再进行消化和吸收。可以说，胃的功能好坏甚至能决定人的

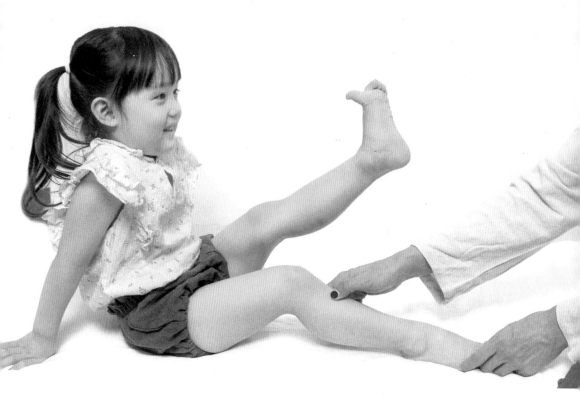

揉揉足三里，给孩子一个强健的脾胃

小朋友躺在床上之后，妈妈或者爸爸就可以把两只手的大拇指指肚放在孩子小腿两侧的足三里穴上进行按揉，力度要轻，每次按揉一分钟左右就可以了。

生死。过去有一句话叫"有一分胃气则生，无胃气则死。"只要胃口好，消化能力强，那一定会生机无限，所以每天睡前给孩子按揉足三里，就能让孩子有一个好的脾胃，他的后天发育基本就不会有问题。

擦涌泉，固肾气，
让孩子发育好、长得高

前面说了后天之本的脾胃，那么还有先天之本的肾。其实，孩子的生长力大都非常旺盛，他身体上偶尔有一些小异样，您不用太担心，只要保持、维护好他的生机和活力就可以了。而保持孩子旺盛生机的一个办法，就是擦涌泉穴。

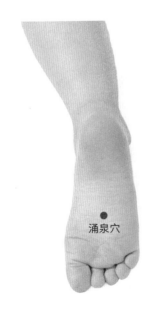

涌泉穴

擦涌泉穴的方法

在足底的纵向正中线上三分之一和下三分之二的交会处，刚好是一个小小的凹陷，这里就是涌泉穴。

每天轻擦涌泉穴，让孩子保持旺盛的生机。

▼ 操作方法

涌泉穴是肾经上的一个穴位，它对固肾气，促进肾气的释放有很大的帮助。您可以让孩子躺在床上，用以下两种方法来给他擦涌泉穴。

第一种方法是用大拇指指肚在涌泉穴上轻擦。每次轻擦一分钟左右，穴位处有点微热的感觉就可以了。如果孩子能接受这个动作，不觉得痒，您就用这个动作。

第二种方法是用手掌的侧面，即小鱼际，快速地、轻轻地给孩子擦一擦涌泉穴。每次轻擦一分钟左右，穴位处有点微热的感觉就可以了。

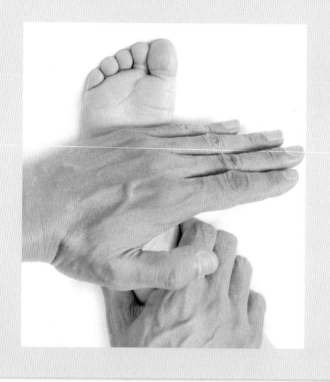

这么做不是在给孩子补肾，肾是不需要补的，但是肾气需要固，需要让它有序有效地释放出来，而不是盲动、乱动。每天睡前擦一擦涌泉穴，尤其小孩子在擦的过程中，他可能很享受这种温暖的感觉，您顺势可以捏捏他的小脚丫，把小脚丫脚面上的缝缝轻轻地给他捏一捏、揉一揉。肝经的太冲穴到行间穴，胃经的内庭穴，还有胆经的足临泣穴，都给他捏一捏。这种肌肤相亲的亲子互动，能让孩子更真切地感受到您对他的爱。

极轻摩腹，
让孩子睡得好、大便通畅

1. 摩腹的手法：力度极轻、速度极慢

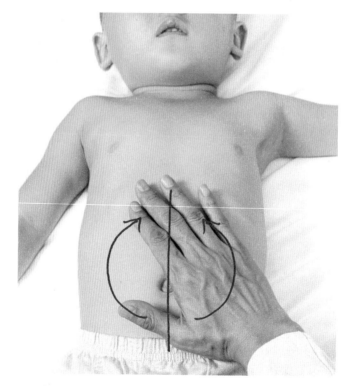

妈妈或者爸爸把手掌放在孩子的小肚皮上，手掌跟肌肤轻挨着，然后以肚脐为中心点，向上到胸骨剑突，向下可以到耻骨联合处，顺时针旋转36圈，逆时针旋转36圈。

对于摩腹，我的观点是一定要力度极轻，动作极慢。轻到什么程度？有点像推毫毛的感觉，就是您的手掌跟孩子的皮肤似挨非挨的感觉。慢到什么程度呢？甚至让孩子感觉不到您在动。

2. 摩腹，就是跟脏器打个招呼，让孩子放松下来

您可能会怀疑，这样做有什么用呢？人体内的十二脏器，除了心和肺在胸腔，剩下的都在腹腔，您看胸部的肺和心是有肋骨保护的，可是腹部只有皮肤和肌肉。而摩腹的时候，只要一用力，腹部本能地就会抗拒，一定会有一个反弹的力，所以一定要力度极轻。

其实，我们用这种极轻极慢的方式摩腹，就是向肚子里面的五脏六腑打个招呼——"别紧张，我是来安慰、帮助你们的"，通过这种方式，孩子会不知不觉地放松下来。

初次尝试的家长，您可能会发现孩子不配合，他会觉得痒痒，动来动去。没关系，您就慢慢地把这个动作做出来，做着做着他就放松下来、安静下来了，不知不觉地就睡着了。

如果您给孩子摩腹时，顺时针 36 圈、逆时针 36 圈都做完后，他还没睡着，没关系，您再来一遍，慢慢地孩子就睡着了。

现在的孩子有个什么问题呢？我个人的观点是动得有点少，他的活动度不够，所以很多孩子晚上入睡困难。这主要是因为他旺盛的精力没有得到充分的释放。那您通过这样一个动作让他舒

缓下来，一旦舒缓下来之后，他的作息自然地就和天地同步了，天已经黑透了，阴气上升，人自然就睡着了。摩腹有很好的助眠作用，同时孩子第二天大便的时候，也会变得比较顺畅。

摩腹虽然简单，但要持续坚持，比如说坚持三个月，我想孩子身上的变化，您一定能欣喜地看到。至于他有什么样的变化，每个孩子是不一样的，只有靠您自己去体会、去发现。

CHAPTER 7

儿童特效穴位
使用指南

孩子常用特效手穴使用指南

1. 清补脾：调理孩子食欲不佳、积食

【位置】拇指外侧，从指根到指尖。

【作用】主治一切脾虚之症。

【手法】用您的大拇指指腹沿着孩子大拇指外侧，从指根到指尖来回地快速轻推。每次推 10 分钟左右。

脾在手掌上的对应区域是大拇指的外侧。按摩的时候，从指根推向指尖的方向一般叫泻法，也叫清法；从指尖推到指根的方

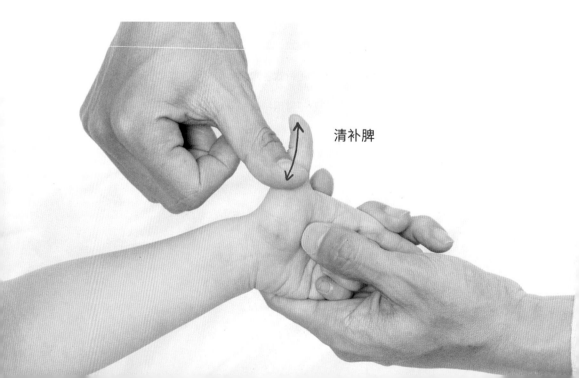

清补脾

向叫补法。对于脾来讲，你很难判断它是需要泻还是需要补，所以中医先辈们发明了一个方法，叫清补脾。什么叫清补呢？就是来回地推。

给孩子清补脾的时候，也是要力度极轻，快速地来回推。比如孩子积食了，食欲不佳、有口气，您就可以拿着他的小手在大拇指外侧反复推拿，就能缓解、消除这些症状。

2. 清大肠、补大肠：调理孩子便秘、腹泻

【位置】食指外侧，从指根到指尖。

【作用】利小便，通大便。

【手法】便秘用清法，用您的拇指或食指指腹，沿着孩子的食

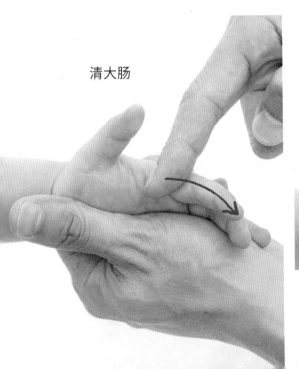

清大肠

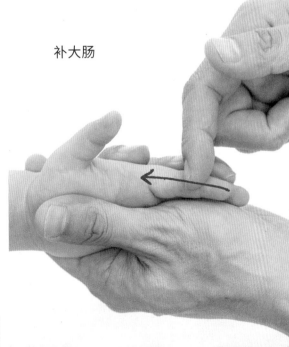

补大肠

指外侧从指根推到指尖；腹泻用补法，用您的拇指或食指指腹，沿着孩子的食指外侧从指尖推到指根。每次推 10 分钟左右。

　　大肠在手掌上的对应区域是食指的侧面，挨着大拇指这一侧。从指根推到指尖，叫清大肠，适用于便秘。从指尖推到指根，叫补大肠，比如孩子腹泻，这种情况就需要补大肠。

3. 平肝清肺：调理孩子的肺热和肝火

　　【位置】食指、无名指指面，从指根到指尖。
　　【作用】清肺热，降肝火，促进一气周流。

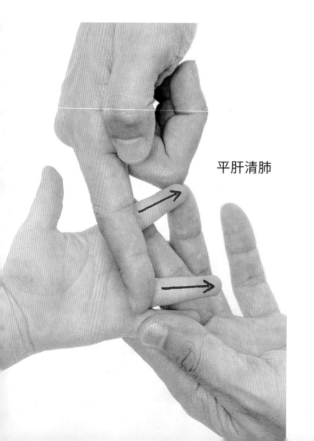

平肝清肺

　　【手法】用大拇指或中指指面，沿着孩子的食指和无名指从指根推到指尖，反复操作，动作要又轻又快。每次推 10 分钟左右。

　　肝在手掌上的对应区域是食指的指面。肝一般不能补，需要清，就是轻轻地从指根推到指尖。肺在手掌上的对应区域是无名指的指面。

中医认为，人体内的气机要有一个升降。那谁主升呢？肝主升。谁主降呢？肺主降。所以在小儿推拿中有一个特别有名的手法叫作平肝清肺。

在平肝清肺时是同时可以刺激到肝和肺的。您可以用一只手挡住孩子的中指，让孩子把食指和无名指展现出来，用另一只手从孩子的食指和无名指指根推到指尖，反复操作，就能够起到清肺热、降肝火的作用。

4. 揉板门：调理孩子脾胃，止吐止泻

【位置】从虎口向腕横纹的中心点画一条直线，这条直线的中点处，也就是手掌大鱼际这块肉的中心点，就是板门穴。

【作用】健脾和胃，止呕逆吐泻。

【手法】用您的大拇指指腹按住孩子板门穴处的筋头状物，慢慢地、轻轻地揉一揉。每次揉1~2分钟。

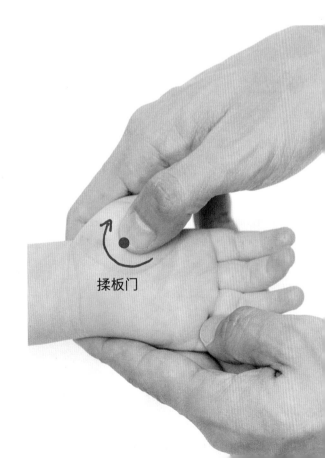

揉板门

在孩子的手掌上，还有一个穴位会经常用到，叫板门穴。按揉板门穴能够健脾和胃，对于调理消化系统的问题很有帮助。比如孩子食积、食欲不振、脾胃不和，您给他揉一揉板门穴，里面经常会有硌棱硌棱的那种小的条状物，这时候您可以给孩子慢慢地、轻轻地揉一揉这里。

5. 揉二马：大补元气

【位置】在手背上小指、无名指掌骨中间分叉凹陷处。

【作用】大补元气，补养肾气。

【手法】用您的大拇指指腹按住二马穴打圈按揉，每次按揉1~2分钟左右。

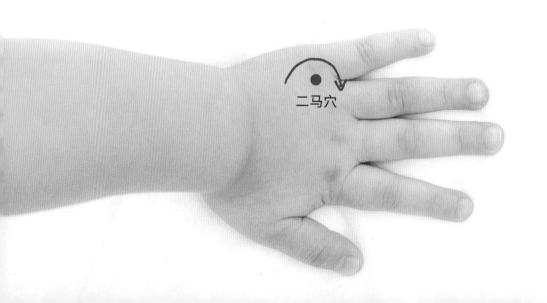

在手背上有一个穴位也经常用到，就是二马穴。这个穴位能够大补元气，对补养肾气很有帮助。

6. 清天河水：清心火，退热发表

【位置】自腕横纹中央起向肘弯方向至肘横纹中央止。

【作用】清心火，退热发表。

【手法】用您的食指和中指指面，沿着孩子的腕横纹中央推至肘横纹中央，推的时候要既轻又快。每次推 10 分钟左右。

天河水在手掌心这一面腕关节中央到肘关节中央这一段，其实就是心包经的线路，所以清天河水可以清心火，退热发表。

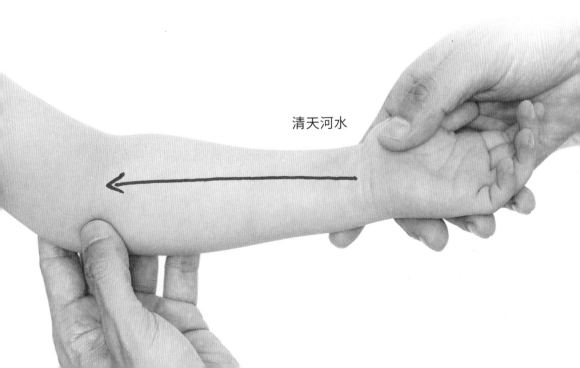

清天河水

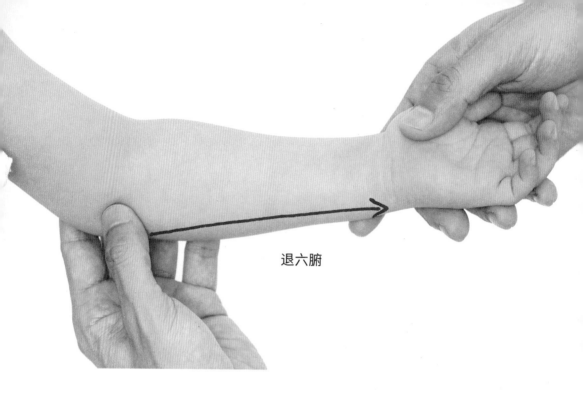

退六腑

7. 退六腑：调理孩子高热

【位置】手臂的侧面小指一侧，从肘横纹至腕横纹。

【作用】清心火，退高热。

【手法】用您的食指和中指指面，沿着孩子的手臂侧面小指一侧从肘横纹推至腕横纹，反复推拿。每次推 10 分钟左右。

天河水对应的是心包经，而六腑对应的是心经，推这两个地方都是在降心火。因此对发热的孩子来说，推天河水也好，退六腑也好，最起码可以防止热毒、热邪去扰乱心包，从而避免了高热抽搐。

孩子躯干常用特效穴位使用指南

1. 中脘穴：舒缓脾胃，缓解胃疼、胃胀

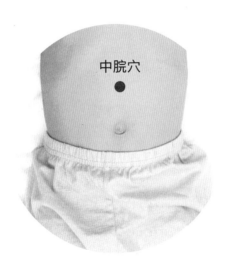

【位置】中脘穴在胸骨剑突（胸骨的最下面两条肋骨在胸部的结合处）和肚脐连线的中间，也是胃和脾的中间。

【作用】缓解胃疼、胃胀、肚子疼。

【手法】用拇指或食指指腹在孩子的中脘穴上轻轻地按揉。每次按揉 1~2 分钟。

比如孩子胃疼、肚子疼或积食了胃里胀胀的，或者孩子没有食欲不想吃饭，就可以在孩子的中脘穴上给他轻轻地揉一会儿。

2. 天枢穴、大横穴：调治孩子便秘、腹泻

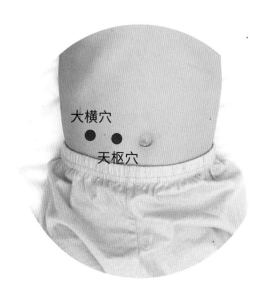

【位置】天枢穴在肚脐左右旁开2寸（三指宽）处。

大横穴在肚脐左右旁开4寸，天枢穴旁开2寸处。

【作用】调治便秘、腹泻。

【手法】用大拇指或食指指腹轻轻地按揉孩子的天枢穴和大横穴，一般是先按揉肚脐右侧的穴位，再按揉左侧的。每侧按揉一分钟左右就可以了。

腹部有两个经常用到的穴位叫天枢穴和大横穴。这两个穴位的里面就是横结肠，所以按揉这两个穴位对于调治便秘或者腹泻非常有效。

3. 大椎穴吮痧：退高热

【位置】小朋友把头稍微低下来的时候，在他的颈椎和胸椎连接的地方，您用手一摸有一个特别高的骨头，这个骨头的下缘就是大椎穴。

【作用】退热，解决高热、外感发热。

【手法】大椎穴吮痧或揪痧。

儿童按摩，常用的一个背部穴位是大椎穴。孩子高热、外感发热的时候，可以用大椎穴吮痧或者大椎穴揪痧的方法来退高热。

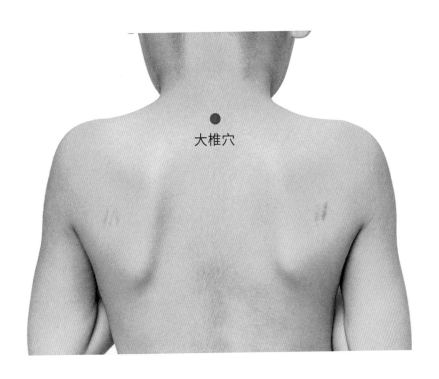

大椎穴

4. 肺俞穴：调治孩子发热、咳嗽

【位置】大椎穴下面，第三胸椎旁开两指宽处。第三胸椎对应的是肩胛骨的内角，即在两个肩胛骨的内角画一条横线，这条横线与脊柱交叉的点就是第三胸椎。

【作用】调理感冒咳嗽、肺部炎症。

【手法】在肺俞穴吮痧或拔罐。

在大椎穴下边，第三胸椎旁开两指宽的地方有一个穴位，叫肺俞穴。肺俞穴是肺经上的一个穴位，中医认为肺为娇脏很娇嫩，小朋友一感冒发热可能就会引起肺炎。孩子发热、咳嗽的时候，您可以给他在肺俞穴吮痧，或者拿个小真空拔罐在孩子的肺俞穴上拔两罐，留罐一分钟，这两个方法对调理肺部的炎症很有帮助。

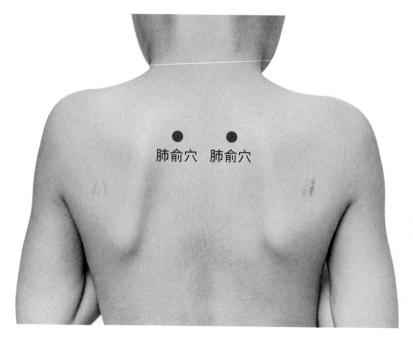

肺俞穴　肺俞穴

CHAPTER 8

◆

如何让孩子
不发热

孩子一发热就吃退热药好吗？

我也是一个家长，只要看到孩子一发热，出现发蔫、无精打采的样子，家长的心都要碎了。那么孩子发热时您首先想到什么呢？赶紧退热。一到38.5℃，赶紧用退热药，只要孩子的体温保持在36℃多，一摸身体是凉的，您就踏实了。可有时候往往是用了退热药后，孩子出了一身汗，体温降下来了，再过两三小时又热起来了，这时候作为家长可能就六神无主，不知道该怎么办了。

其实发热也分不同的阶段和类型，只有根据不同的情况对症调理才能"药到病除"。下面我总结了孩子不同类型、不同阶段发热的表现，并且给出了具体的调理方案，这样您再遇到具体问题的时候心里就不慌了。

孩子的正常体温：
35.9~37.2℃

　　首先，您要知道孩子的体温在多少度是正常的。一般情况下，孩子的体温在35.9~37.2℃，都是正常的。您可以在孩子没有生病时，连续三天早晨给孩子做一个腋下体温测试，这三天的体温范围，就是孩子日常的正常体温范围。

　　为什么要这么做呢？因为每个孩子的正常体温值还存在一定的差距。有的孩子正常体温可能在37℃左右，有的孩子正常体温可能在36.4℃左右。如果您孩子的正常体温在36.4℃左右，您一摸他的额头有点热，一量体温36.9℃，那您就要注意了。对您的孩子来说，36.9℃可能就是他体温要上升的警报了，也许再过半小时，他的体温就升到37.2℃了，再过半小时就升到38℃了。

　　因此，您要知道孩子平时大概的体温是多少，这就需要您稍微用点心，连续测量三天他正常状态下的体温，就差不多能掌握孩子的正常体温范围了。

孩子为什么
更容易高热？

另外，您还需要知道孩子为什么会发热。当体内有异物侵入，比如外邪，外面特别冷，这时候人体的毛孔会自动闭合来保护自己，避免寒气进入体内。但是如果保护的时间太长了，体内自有的热量没有办法释放出去，体温就会升高，所以身体外感风邪之后，往往没有出汗，才导致发热。这种情况下，中医调治是一定要发汗的。

如果孩子的正气非常旺盛，那么外邪进入他体内之后，体内的正气和外邪会进行剧烈的斗争，这时候往往表现为发热，所以发热真不见得是件坏事。

您看成年人和孩子同样是发热，成年人可能烧到39℃就受不了了，当然成年人能到39℃的也比较少，而孩子往往一发热就到40℃，这说明什么呢？说明孩子的正气充足，正在跟外邪进行激烈的斗争，而成年人的正气已经走下坡路了，对外邪的抵抗力不足，体温也就不会烧到那么高了。

体内的正气和入侵的邪气对抗的时候，会产生一些致热源，所以小朋友的体温经常会升到40℃。这时候您不用特别担心，这往往是他正气充足的表现。

孩子发热有这些表现，
需立即送医

在孩子发热有这些表现的时候，就需要立刻送往医院进行检查治疗了。

孩子异常烦燥、亢奋

这种异常的烦燥、亢奋，可能就是内热，会引发肺炎、高热、抽搐，这种情况要马上把孩子送到医院治疗。

孩子持续高热

在孩子发热的时候，您一定要仔细观察孩子的身体，到底是连续几天一直都在发热，还是一天中有时候在发热，有时候体温又是正常的。

我家孩子就有一次连续烧了七天，他那次的特点是什么呢？上午都没事，体温维持在 36.7℃、36.8℃，中午 12 点一过，他就有点困倦了，一量体温 37℃，然后 38℃，到了晚上 9 点左右，大概达到峰值 39.8℃，然后到半夜体温就开始往下降。像这种情况还是可以调节的，不用太紧张。怕什么呢？就怕一天 24 小时体温都持续在 39℃以上，持续高热，这就危险了，要赶紧送医院治疗。

双目失神

另外就是当孩子双目失神，眼睛里没有神了，您觉得孩子的眼睛灰蒙蒙的，眼睛里一点光都没有，这时候要赶紧送医院。

有剧烈咳嗽、呼吸急促、胸闷憋喘、四肢冰冷、双腿抽筋、呕吐等并发症

孩子高热的同时伴有一些并发症，比如剧烈咳嗽、呼吸急促、胸闷憋喘，甚至还有身体痉挛、四肢冰冷或者剧烈呕吐等症状的时候，这可能是脑膜炎、肺炎等严重疾病来临前的反应，需要马上送往医院救治。

如果上面的这些症状都没有，我一般建议不要孩子刚烧到 38.5℃就赶紧抱到医院去治疗。尤其是一岁左右的小婴儿，出点问题就抱到医院去看，结果交叉感染了，回来以后就免疫力下降，体质虚弱，病得更重了，反而影响孩子的正常生长发育。

孩子风寒发热初期的
特效经络处方和食疗方

发热大概有五种类型，分别是风寒发热、风热发热、食积发热、寒湿发热、暑湿发热。孩子得风寒发热相对多一些，所以我对风寒发热进行了详细讲解，希望您以后遇到具体问题的时候，能对照具体的症状，来给孩子调治。

1. 孩子风寒发热初期的症状

辨证要点：打喷嚏、流清涕、舌淡红。

发生原因：外感风寒之邪（气温骤降、冷气偷袭）。

体温：此时体温可能正常。

家长应该特别重视对孩子各种病症的早期防治。比如风寒发热的初期，您可能经常忽略了孩子的一些症状表现。

孩子在低温环境下长时间停留后外邪侵入体表，或者是孩子在外面跑了一身汗，突然在一个通风口被风吹了，回家之后就开始打喷嚏、流鼻涕，而且鼻涕清稀，甚至像水一样。这时候孩子往往还有一点鼻塞，但体温往往是正常的。孩子有这些症状的时候，您就要小心了，这些正是风寒发热初期的表现。

2. 孩子风寒发热初期的特效经络处方

因为这时候病在肌表，外邪在肌表，您可以轻轻地给孩子揉揉肺经的易堵塞穴位孔最穴和鱼际穴。这时候孔最穴这个位置可能有点紧，您就给他揉一揉，松解一下。膀胱经是人体的第一道屏障，您可以给孩子在后背膀胱经吮痧，同时揉一下他小腿膀胱经上的承山穴、昆仑穴这两个易堵塞穴位，如果哪个位置疼，您就给他多揉一揉。

▼ 操作方法：

1. 在探查到的痛点处，用大拇指指腹给孩子按揉 1 分钟左右，每天按揉 2~3 次。按揉鱼际穴的时候要揉那里的骨头缝，而不是那块肌肉。当风寒袭入肌表的时候，孩子小腿肚子上的肉会有点紧，可以轻轻地给他捏一捏。

2. 膀胱经吮痧：让孩子以舒服的姿势坐着或趴着，家长用嘴沿督脉和两侧膀胱经从发际吮吸至肩背部，直至不能吮吸出痧为止。

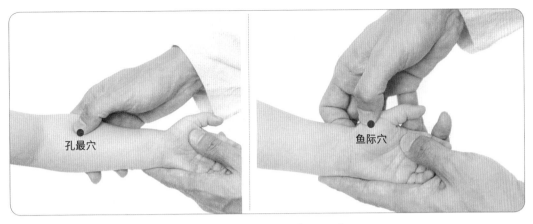

肺经易堵塞穴位：孔最穴、鱼际穴

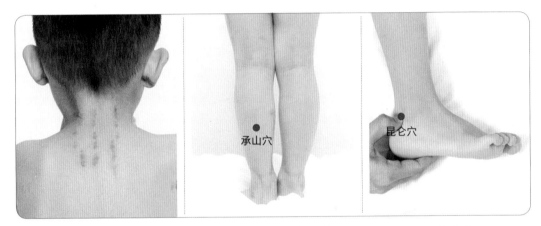

膀胱经吮痧效果　　　　　膀胱经易堵塞穴位：承山穴、昆仑穴

3. 孩子风寒发热初期的茶饮方——紫苏叶泡水

如果您担心通过吮痧、经络易堵穴位按摩，没有完全将孩子体内的外邪排出体外，建议您家里常备一样中药材，就是紫苏叶。紫苏叶具有散寒解表、理气和中的作用。紫苏叶本身又是一种食材，非常安全，您可以用紫苏叶泡水给孩子喝。

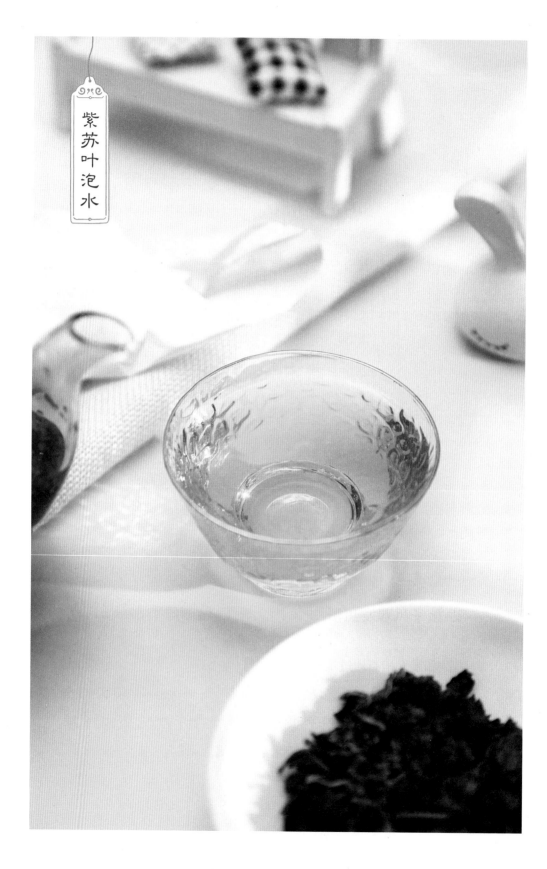

紫苏叶泡水

紫苏叶泡水

配方 干紫苏叶 3 克。

用法

1. 将紫苏叶放入茶壶中，倒入沸水冲洗一下，然后将水倒出。

2. 再次倒入沸水冲泡，3 分钟左右就可以了。

3. 稍微晾凉一些，倒出 50 毫升左右，给小朋友喝下。如果小朋友微微出汗则停服。

4. 半小时后没有出汗，可以再给孩子喝 50 毫升。

叮嘱

1. 3~5 岁孩子减半服用，3 岁以下服用 1/4 的量就可以了。

2. 喝苏叶水前，如果孩子感到饿，要先让他吃点东西，避免谷气不足导致不出汗，或者汗后虚脱。

有的家长问我：路老师，紫苏水的浓度是多少，具体需要给孩子喝多少？其实中医是不讲浓度的，中医讲因人而异。如果侵入体内的寒气比较少，也许一次喝个三五十毫升，半小时左右出了汗就好了。如果侵入体内的寒气比较多，那喝五十毫升可能起不了太大的作用，孩子没有出汗，那半小时后再喝五十毫升。如果还没有起作用，半小时后再喝五十毫升。

有兴趣的朋友可以去查阅一下中医经典药方，比如《伤寒杂病论》中有一个方子叫桂枝汤。这个方子是发汗解表的，张仲景在这个方子中特别提到一个发汗的表现，他说喝了桂枝汤以后，"遍身漐漐（zhī），微似有汗者益佳，不可令如水流漓，病必不除。"如果您喝了发汗解表的汤药，出的汗是一种毛毛汗，在全身从头到脚都有出这种汗的情况下，喝下去的药就有效了；如果浑身出的汗像水一样比较多，这样对祛病并没有好处。

现在，家长经常给孩子用西药来退热。给孩子吃了之后，半小时左右，孩子会出一身汗，体温能降到36℃左右，一摸额头是凉的，可是过了两三小时，孩子又热起来了，这时出的汗就会如水流漓。这对孩子的身体来说，是一种折腾和损耗。

我经常在想，家长往往太依赖用这种发汗剂来发汗退热，最后孩子看似好了，不发热了，其实您不知道，也许是孩子的身体最后没有力量跟外邪做斗争了。所以在用药物给孩子发汗退热的时候，应该慎之又慎。

为什么在风寒发热初期我推荐用紫苏叶水来发汗解表？因为它很安全，药性很柔和，在给孩子吮完痧后，再给他喝点苏叶水，过个半小时、一小时，孩子脑门上稍微出点汗就好了，感冒发热就不会再往深处发展了。在喝紫苏叶水之前，如果孩子的肚子是空的，您可以稍微给他喝点粥，尤其是大一点的孩子，稍微给他补充一点能量，这边紫苏叶水一喝下去，汗很快就出来了。

饮食上以清淡为主，避免寒凉。

孩子风寒发热早期的
特效经络处方和食疗方

1. 孩子风寒发热早期的症状

辨证要点：恶寒发热、流清涕、口微渴或不渴、小便清长、舌苔淡红薄白。

发生原因：正气抗邪，体内的正气与寒邪对抗。

体温：37.5~40℃。

如果在孩子风寒发热的初期您没有注意到，那到了早期阶段，他会发热，可能还会怕冷，这种冷是由骨子里往外的冷，叫作畏寒。但这一点，孩子可能说不清楚，那么您还要观察他其他的表现，比如有没有出汗、流鼻涕，口渴等，这些症状表现也很重要。

对很多家长来说，发现孩子发热后的第一反应是让孩子多喝水。但其实小朋友对水的摄入是很敏感的，他渴了自己会找水喝；他不渴，您让他喝再多水也没有用。

发热有两种情况，一种是感到口渴，口渴了那一定是体内有内热。在口不渴的情况下，就是在告诉您病位还在肌表，经常伴有小便清长。为什么会小便清长呢？因为他不出汗，水分不能从毛孔排泄出来，但水的代谢还要正常运行，那就要从小便排出去，所以小便的量会比较大。您看孩子这时也不要水喝，但一会儿就要去一趟厕所。孩子有这种表现的，您不用太紧张，即使这时候他已经烧到39℃了，但是病位还在肌表，还可以通过解表的方法来解决。

2. 孩子风寒发热早期的吮痧方案

在风寒发热的早期，正气越足的小朋友，热得可能越厉害，这时候您摸他的后背，都是干干的。这时候您还是要先给他吮痧，因为病邪还没有往身体里面走，可以吮出痧来，但是出的痧相对会比较少。

另外还可以在小朋友的大椎穴、肺俞穴拔罐。拿一个小口径的真空抽气罐放在大椎穴、肺俞穴上，连续抽气三下，三岁以下的孩子留罐30秒，三到五岁的孩子留罐一分钟，再大一点的孩子留罐时间可以稍微长一点。这是通过肺和大椎的通道，把邪气往外排。

▼ 吮痧方案

1. 让孩子以舒服的姿势坐着或趴着，家长沿督脉和两侧膀胱经从发际吮吸至肩背部。

2. 吮吸时，嘴唇固定在一个位置，稍用力连续吸三下，再"啵"一下，每个位置操作三次，依次向下吮吸，直至不能吮吸出痧为止。

3. 孩子风寒发热早期的特效经络处方

在风寒发热早期可以给孩子清天河水、平肝清肺来退热发表；探查、疏通膀胱经承山穴、昆仑穴，以及大肠经手三里穴、合谷穴来调治。

膀胱经在肌表，这时候按揉昆仑穴和承山穴可能都会很疼，所以给孩子揉的时候一定要注意力度不要太大，您就轻柔地给他揉一揉这些堵塞穴位，很快就能疏通好。

为什么要疏通大肠经呢，因为肺和大肠是互为表里的，肺热往往会往下走，导致孩子便秘，然后产生高热。如果能够保持大便通畅，问题就不会太大。如果孩子本来就正在外感发热，然后大便又不通，那很快就会产生高热，进而导致喘、咳。这时候您需要给孩子揉一揉手三里穴和合谷穴。

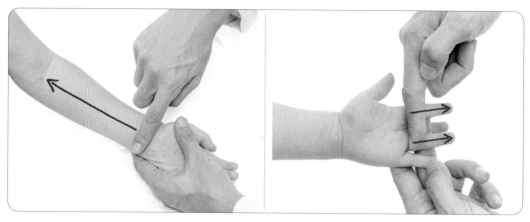

清天河水　　　　　　　　　　　　　平肝清肺

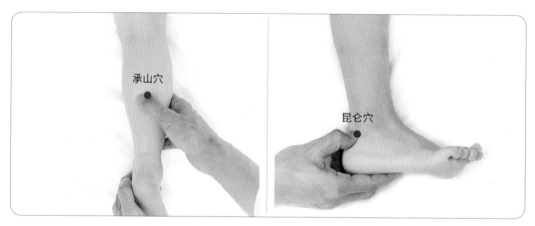

膀胱经易堵塞穴位：承山穴、昆仑穴

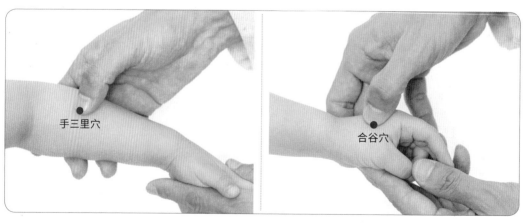

大肠经易堵塞穴位：手三里穴、合谷穴

▼ 操作方法

1. 清天河水：用食指和中指，沿着孩子的腕横纹中央推至肘横纹中央，推的时候要既轻又快。每次推10分钟左右。在推拿按摩方案中，如果孩子已经烧起来了，首先要清天河水。

2. 平肝清肺：用食指或中指，沿着孩子的食指和无名指从指根推到指尖，动作要又轻又快。每次推10分钟左右。

3. 在探查到的痛点处，用大拇指指腹给孩子按揉1分钟左右，每天按揉2~3次。在按揉合谷穴的时候，一定不要揉那块肉，要揉在肉和骨头之间的缝上。

3. 孩子风寒发热早期的食疗方——葱豉汤

吮完痧，疏通完经络之后，您还可以给孩子喝一些紫苏叶水，如果两三小时后孩子还是没怎么出汗，那您就可以用一些小食方来给孩子调理。我家里常年备着淡豆豉，这个药在各大中药房就能买到。淡豆豉是专门治风寒、伤寒导致的头疼发热的，主治外感风寒初早期，并见无汗、头痛、鼻塞这些症状。还有另一个食材葱白，就是大葱去掉叶子后的白色部分，这个每家的厨房里就有，葱白能够通行肌肤之气。

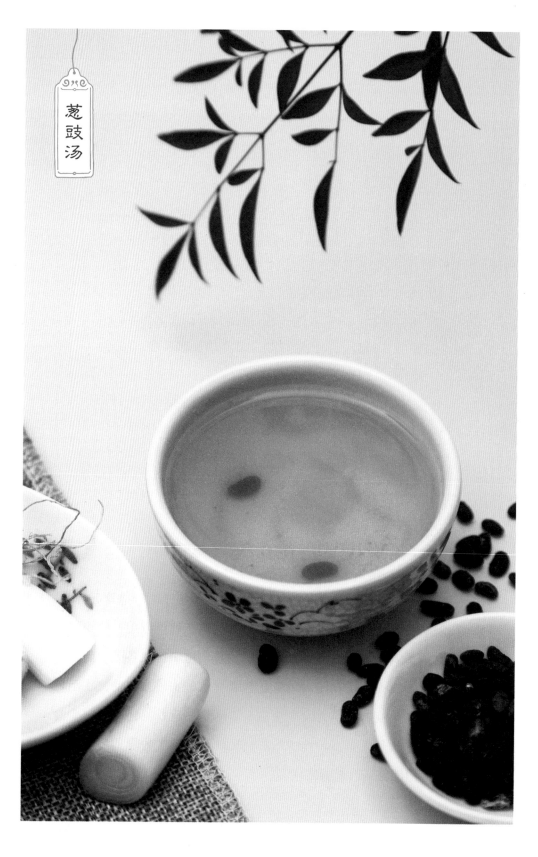

葱豉汤

葱豉汤

配方 带须葱白一根，淡豆豉 30 粒。

用法

1. 将带须葱白洗净，切段。

2. 将葱白、淡豆豉放入锅中，加入两碗清水大火煮开后，小火煎煮 5 分钟即可。

3. 盛出 50 毫升左右趁热喝下（不要太烫，以免烫伤孩子），半小时后，如果孩子微微出汗，就不用再喝了。

4. 如果没有出汗，则半小时后再喝下 50 毫升，如此反复，直到汗出来为止。

叮嘱 3~5 岁的孩子减半服用，3 岁以下的孩子服用 1/4 的量就可以了。

如果您家里没有淡豆豉，用生姜代替也可以。生姜切三大片，再加上一段含有葱须的葱白煎煮后给孩子喝，但这样煮出来的汤有点辣，孩子可能接受不了。淡豆豉和葱白一起煮出来的汤，味道相对柔和些，孩子更容易接受。

葱豉汤偏重于调理鼻塞、头痛、发热的症状，它通窍的效果更强一些；姜的发汗作用更强一些。经络调理和厨房里的食材配合使用，孩子早期的风寒发热就解决了。

因为受寒导致的风寒发热，除了上面的调理方法，您也可以用吹风机给孩子吹吹他的大椎穴，让大椎穴暖起来，振奋一下阳气。

在饮食上还是要清淡一些，不要吃太多肥甘厚味的食物，有的家长经常在孩子热退后，就给他喝点鸡汤补补，这个习惯非常不好。孩子饿两顿不会出事，就怕补太多了，尤其一些孩子喜欢吃肉，肉如果吃多了，可能外感风寒刚好，又因为饮食不当开始积食发热了。

孩子风寒发热中期的
特效经络处方和食疗方

1. 孩子风寒发热中期的症状

（1）风寒发热中期（伤肺）的症状

辨证要点：恶寒发热、打喷嚏、流清涕、咳黄痰、咽痛、舌红、舌苔薄黄或白。

发生原因：寒热相争，化热伤肺。

体温：37.5~40℃。

（2）风寒发热中期（肠道内热）的症状

辨证要点：高热、口渴、烦躁、有汗、便秘、舌红、舌苔黄。

发生原因：风寒化热，热入大肠。

体温：39~40℃。

2. 孩子风寒发热中期的特效经络调理方

在风寒发热中期可以给孩子清天河水、退六腑、平肝清肺、清大肠来退热发表；探查、疏通大肠经、膀胱经、肺经上的易堵塞穴位曲池穴、手三里穴、合谷穴、承山穴、昆仑穴、尺泽穴、孔最穴、鱼际穴来调治。

其实退六腑也好，清天河水也好，都是让外邪不要再往身体里面深入。清天河水走的是心包经的线路，退六腑走的是心经的线路，当您把孩子体内的火推出去的时候，高热就不会侵入心包了。

疏通大肠经是为了保持肠道的通畅，而且大肠经和膀胱经都在肌表，疏通它们上面的易堵塞穴位，主要是祛除刚刚进入肌表的外邪，起到提振体内阳气的作用。疏通肺经上的易堵塞穴位，是病程已经到了咳、喘的程度，病症表现为咽喉肿痛、舌红，这说明病邪已经侵入肺部，需要保护一下肺了。

这时候按揉肺经上的尺泽穴、孔最穴可能会有僵紧甚至疼痛的感觉。孩子本来就难受，您一揉他会感到疼，所以力度要轻一点。包括鱼际穴，您这时候给他按揉，孩子可能也会感到疼，但按揉之后，咽痛的感觉往往会减轻。

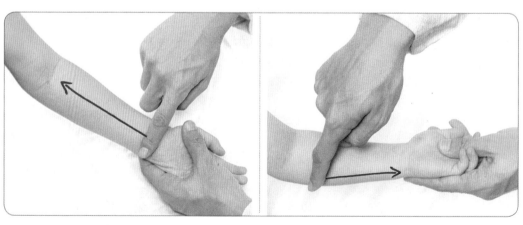

清天河水　　　　　　　　　　　　　　退六腑

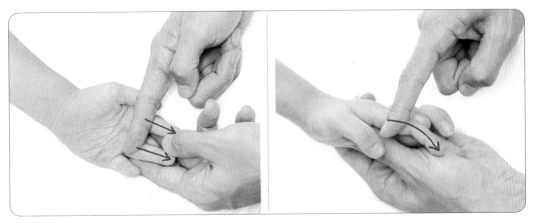

平肝清肺　　　　　　　　　　　清大肠

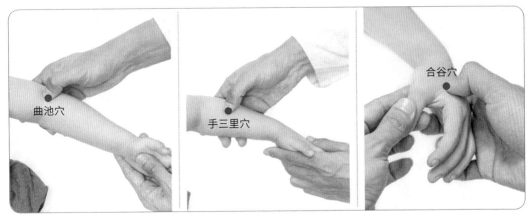

大肠经易堵塞穴位：曲池穴、手三里穴、合谷穴

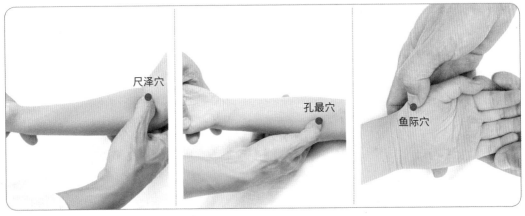

肺经易堵塞穴位：尺泽穴、孔最穴、鱼际穴

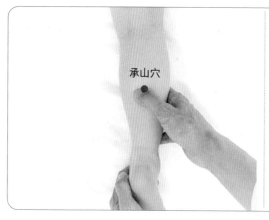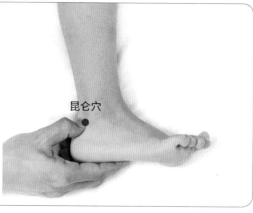

膀胱经易堵塞穴位：承山穴、昆仑穴

▼ 操作方法

1. 清天河水：用食指和中指，沿着孩子的腕横纹中央推至肘横纹中央，推的时候要既轻又快。每次推 10 分钟左右。

2. 退六腑：用食指和中指，沿着孩子的手臂侧面小指一侧从肘横纹推至腕横纹，反复推拿。每次推 10 分钟左右。

3. 平肝清肺：用大拇指或食指，沿着孩子的食指和无名指从指根推到指尖，动作要又轻又快。每次推 10 分钟左右。

4. 清大肠：用拇指或食指指面，沿着孩子的食指外侧从指根推到指尖。每次推 10 分钟左右。因为孩子现在可能会便秘，清大肠就能缓解这些症状。

5. 在探查到的痛点处，用大拇指指腹给孩子按揉 1 分钟左右，每天按揉 2~3 次。在按揉合谷穴、鱼际穴的时候，一定不要揉那块肉，要揉在肉和骨头之间的缝上。

这时候如果孩子发热的体温已经比较高了，身体上本来很柔软的地方，也会变得特别僵紧，有条件的情况下可以给孩子反复捏脊。后背烫烫的，就赶紧多捏脊，让他的气血能够流动起来。

3. 孩子风寒发热中期的中成药推荐和饮食指导

感冒清热颗粒的用法有讲究

我家常年会备一个中成药，感冒清热颗粒。在孩子有外寒和内热表现，而且以外寒为主，内热为辅的时候，孩子身上往往是干干的没有汗，体温已经烧到了 38.5℃，并且有前面讲到的风寒发热中期的症状，这时您可以给他喝感冒清热颗粒。

五岁以上的孩子可以一次喝一袋。用温水冲服，喝下去之后，往往一小时左右孩子就出汗了，一小时后如果孩子没有出汗，您可以给他再加半袋，过了半小时后还没有出汗的话，再加半袋用温水冲服，慢慢地汗就出来了。

三到五岁的孩子用量减半，三岁以下的孩子再减半，服用四分之一的量就可以了。服用方法也非常重要，您看药盒上写着一日三次，一次一袋，但用中药解表发汗这件事要非常慎重，所以我建议用药量应该徐徐地给，再配合推拿按摩，汗只要一出来，基本就没事了。

您一定要注意出的汗是不是毛毛汗，就像张仲景在《伤寒杂病论》中说的："遍身絷絷，微似有汗……"我家有两个小朋友，每次他们出现风寒发热中期症状的时候，我通常会给他们喝感冒清热颗粒。其实成年人如果出现了没有汗、怕冷畏寒这些发热症状，喝感冒清热颗粒也能起到效果。

麻杏石甘汤要在专业医师的指导下服用

如果在风寒发热中期伤到了肺，孩子可能会有点高热，表现得有点烦躁，还会感到口渴，这时候给您推荐一个方子叫麻杏石甘汤。这个中成药需要在专业医师的指导下服用。麻杏石甘汤可以解内热，在内热偏多、外寒相对较少的情况下，用麻杏石甘汤是很有效的。

饮食上也要注意，孩子这两天会很难受，发热、没精神、不想吃饭，这时候就不要强喂了，以免损伤了脾胃，可以给孩子喝点小米粥，护住他的脾胃之气。

孩子风寒发热后期的
特效经络处方和食疗方

1. 孩子风寒发热后期（善后阶段）的症状

辨证要点：流清涕、鼻音重、偶尔打喷嚏。

发生原因：余邪尚存，容易反复。

体温：此时体温可能正常。

2. 孩子风寒发热后期（善后阶段）的特效经络处方

在风寒发热的后期，孩子已经退热了，可还是无精打采的，有时候还有点鼻塞、流鼻涕，鼻音还挺重的，偶尔打个喷嚏，身体还有点僵紧的感觉。

这时候就需要给身体一点助力，您可以给他揉揉肺经易堵塞穴位：孔最穴、鱼际穴，大肠经易堵塞穴位：手三里穴、合谷穴，胃经易堵塞穴位：足三里穴、丰隆穴、内庭穴。

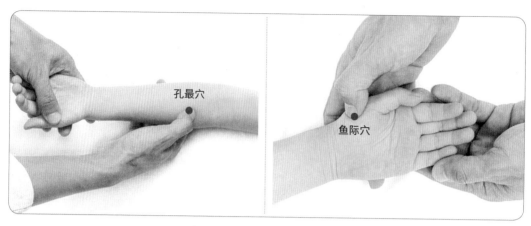

肺经易堵塞穴位：孔最穴、鱼际穴

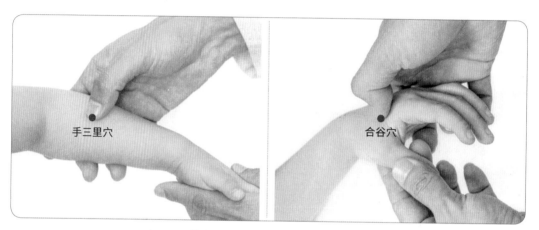

大肠经易堵塞穴位：手三里穴、合谷穴

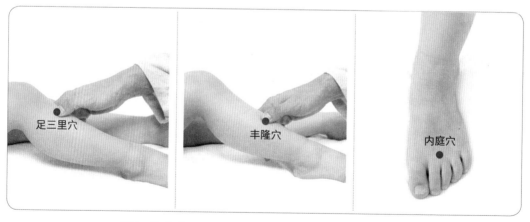

胃经易堵塞穴位：足三里穴、丰隆穴、内庭穴

▼ 操作方法

在探查到的痛点处，用大拇指指腹给孩子按揉 1 分钟左右，每天按揉 2~3 次，连续疏通 3 天左右，直至症状减轻或消失。

3. 风寒发热后期的善后妙方和健脾食方

在孩子风寒发热后期，我还习惯用防风、荆芥、白芷、苏叶、辛夷各 3 克煮水，煮好后用这个药的热气给孩子熏鼻子，熏一会儿鼻子就通畅了。

风寒发热善后熏鼻方

配方 防风、荆芥、白芷、苏叶、辛夷各 3 克。

用法
1. 将上述药材放入锅中，加入 3 碗清水。
2. 大火煮开后，再用小火煎煮 3 分钟。
3. 用煮好的药水熏鼻子即可。

叮嘱 视具体情况可以连续熏鼻 3 日。

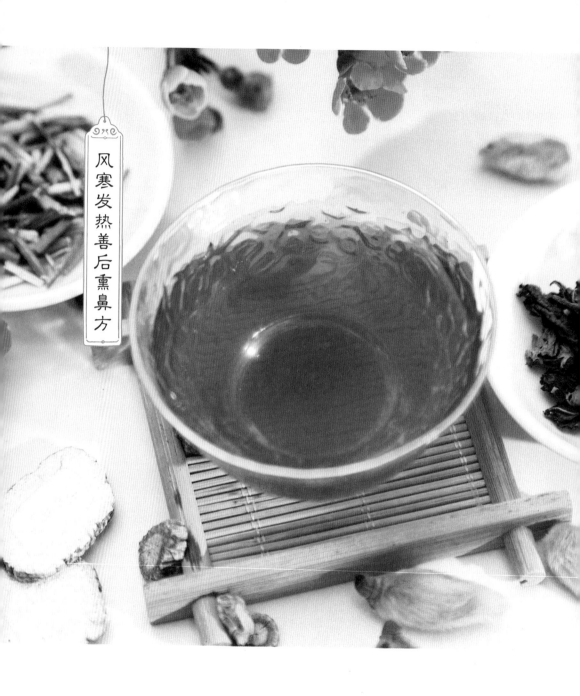

风寒发热善后熏鼻方

　　在饮食上，可以用怀山药、鸡内金煮水，让孩子喝一点来健脾胃；还可以用干姜、白蔻、甘草熬成水，给孩子代茶饮。这两个方子选其一，让孩子喝2~3天，风寒感冒后期的善后问题解决了，脾胃也养好了，孩子就缓过神来了。

风寒发热后期健脾方（一）

配方　怀山药 10 克，炒鸡内金 3 克。

用法
1. 将上述药材放入锅中，加入 2 碗清水。
2. 大火煮开后，再用小火煎煮 10 分钟。
3. 每天喝两次，一次 50 毫升左右。

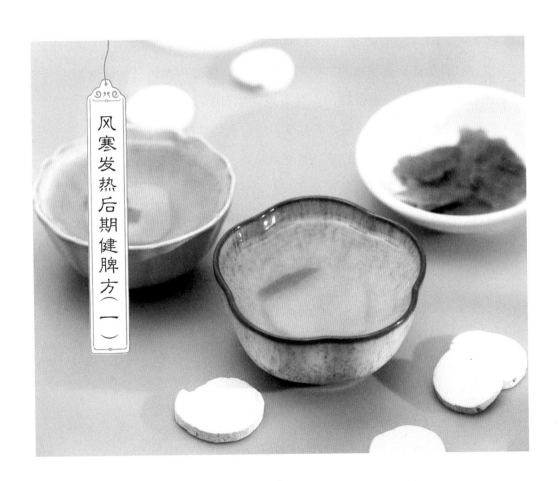

风寒发热后期健脾方（一）

风寒发热后期健脾方（二）

配方　干姜、白蔻、炙甘草各2克。

用法
1. 将上述药材放入锅中，加入2碗清水。
2. 大火煮开后，再用小火煎煮10分钟。
3. 每天喝两次，一次50毫升左右。

　　小朋友是不会装病的，他不舒服了就会萎靡不振，只要他恢复了，马上就会活蹦乱跳的。如果说一年当中孩子都不发热，那我觉得家长这一年真的是太幸福了，所以我特别推崇要预防在前。家长一定要在孩子感冒的最早期警觉起来，及时给孩子疏通调理，把病邪排出体外，后面就不会出现热及大肠、侵袭到肺内，甚至引发肺炎这些症状了。

孩子风热发热的
特效经络处方和食疗方

1. 孩子风热发热的症状

辨证要点：涕黄黏腻，痰黄黏浊，咽喉、扁桃体、淋巴结肿痛，小便黄，微汗，舌红苔黄。

发生原因：热邪侵袭，正邪相争。

体温：多数体温不超过 39℃。

注意：扁桃体、淋巴结肿大严重的要及时就医。

2. 孩子风热发热的吮痧方案

在扁桃体没有发炎肿大的情况下，您可以先在家里给孩子吮痧。

除了吮痧，还可以在孩子的大椎穴和肺俞穴拔罐，用小的真空拔罐就可以。3~5 岁的小朋友在肺俞穴、大椎穴留罐 1 分钟，3 岁以下的小朋友留罐 30 秒。

▼ 吮痧方案

1. 让孩子以舒服的姿势坐着或趴着，家长用嘴沿督脉和两侧膀胱经从发际吮吸至肩背部。

2. 吮吸时，嘴唇固定位置，稍用力连续吸三下，再"啵"一下，每个位置操作三次。

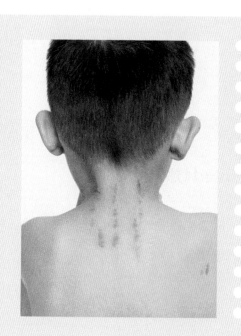

3. 孩子风热发热的特效经络处方

孩子风热发热可以给他清天河水、退六腑、平肝清肺来退热发表；探查和疏通肺经、大肠经、膀胱经的易堵塞穴位尺泽穴、孔最穴、鱼际穴、曲池穴、手三里穴、合谷穴、承山穴、昆仑穴来调治。

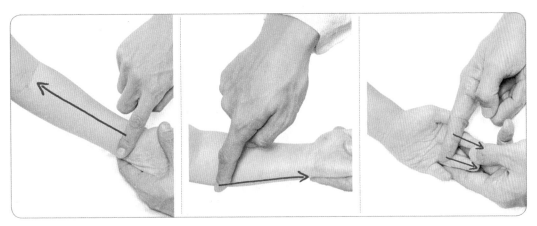

清天河水   退六腑   平肝清肺

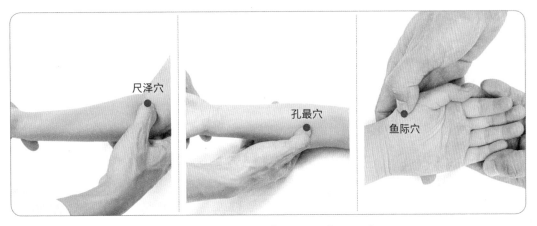

肺经易堵塞穴位：尺泽穴、孔最穴、鱼际穴

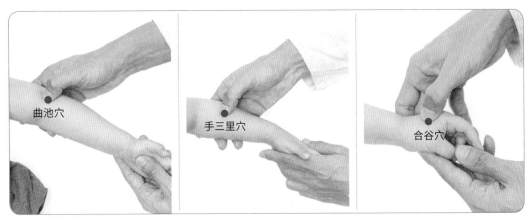

大肠经易堵塞穴位：曲池穴、手三里穴、合谷穴

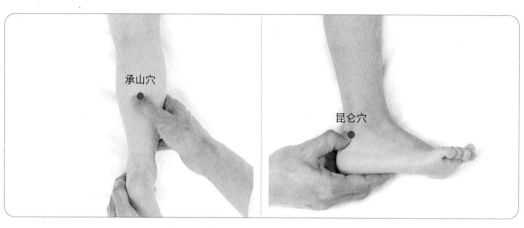

膀胱经易堵塞穴位：承山穴、昆仑穴

▼ 操作方法

1. 清天河水：用食指或中指，沿着孩子的腕横纹中央推
   至肘横纹中央，推的时候要既轻又快。每次推 10 分钟
   左右。

2. 退六腑：用食指或中指，沿着孩子的手臂侧面小指一
   侧从肘横纹推至腕横纹，反复推拿。每次推 10 分钟
   左右。

3. 平肝清肺：用大拇指或中指，沿着孩子的食指和无名
   指从指根推到指尖，动作要又轻又快。每次推 10 分钟
   左右。

4. 在探查到的痛点处，用大拇指指腹给孩子按揉 1 分钟
   左右，每天按揉 2~3 次。在按揉合谷穴、鱼际穴的时
   候，一定不要揉那块肉，要揉在肉和骨头之间的缝上。

4. 孩子风热发热的食疗方和中成药推荐

疏通完经络之后，还可以给孩子喝点代茶饮来疏风清热。

菊芦豆豉汤

配方 菊花 6 克，芦根 15 克，淡豆豉 6 克，冰糖适量。

用法
1. 将上述药材放入锅中，加入 500 毫升的清水。
2. 大火煮开后，小火煎煮 5~10 分钟。
3. 煮好后，每次取 50 毫升左右喝下即可。

叮嘱
1. 发热 38℃ 左右，每 4 小时喝一次。
2. 发热 39℃ 以上，每 2 小时喝一次。
3. 3~5 岁的孩子用量减半，3 岁以下服用 1/4 的量就可以了。

这个汤有冰糖的甜味，孩子很爱喝，疏风清热的效果很快，把体内的热邪清掉了，热也就退了。

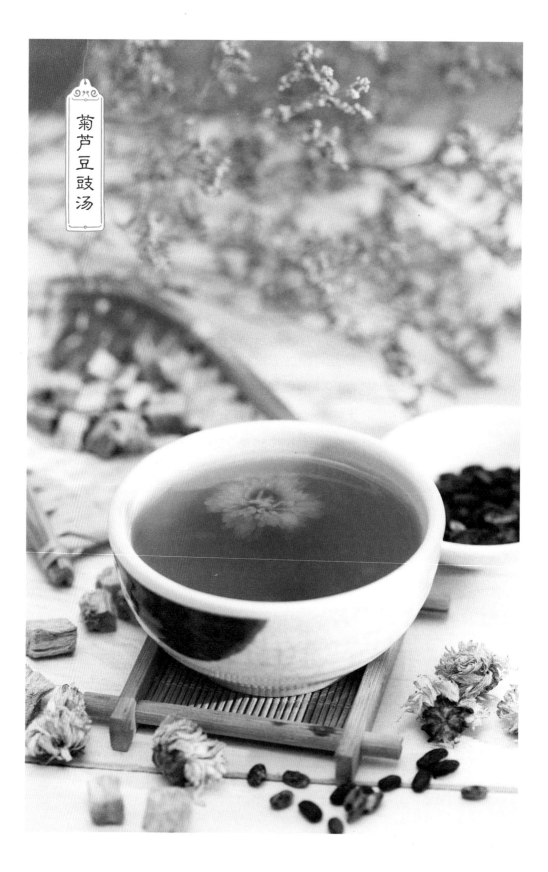

菊芦豆豉汤

孩子风热发热的中成药推荐：小儿感冒颗粒

如果孩子是风热发热，中成药我推荐用小儿感冒颗粒。这个药的成分有：广藿香、菊花、连翘、大青叶、板蓝根、地黄、地骨皮、白薇、薄荷、石膏。有时候您别看不同厂家生产的药名一样，但成分不一样，疗效就会有差别。如果是上面这个成分的小儿感冒颗粒，您就可以买来备在家里。如果出现了风热发热的表现，在短时间内您又买不到芦根或淡豆豉，就可以用这个药按剂量来给孩子调理。

孩子积食发热的
特效经络处方和食疗方

1. 孩子积食发热的症状

辨证要点：胃口不好，腹胀；大便不调，或便秘，或腹泻；睡不安稳；口中有异味（酸腐味），舌苔厚腻。

发生原因：过食肥甘厚味以及生冷的食物，导致脾胃寒凉、虚弱。

体温：38~38.5℃。

积食发热也是一种常见的小儿发热。平时老人太宠孩子了，总担心孩子吃得少，就多喂两口，有时候肉吃多了消化不了，就导致孩子积食了。

积食发热有一个特别重要的表现，就是孩子一张嘴有口气，有一股酸腐味。这是因为食物在肠胃里待了好几天，排不出来在那里发酵了，所以有酸腐味上涌到口腔里。

积食发热往往还伴有舌苔厚腻，伸舌头一看，舌头上有一块像豆腐一样的白腻苔，只要看到这个，基本就可以确定是积食发热。

2. 孩子积食发热的特效经络处方

孩子积食了，您可以首先给他揉一揉板门穴，揉板门穴具有消食化积、健脾和胃的作用。然后再清天河水来退热。在经络上疏通脾经和胃经的易堵塞穴位是重点。您还可以多给孩子捏捏脊，对健脾很有帮助。如果孩子胃胀，可以点揉中脘穴 1~2 分钟。

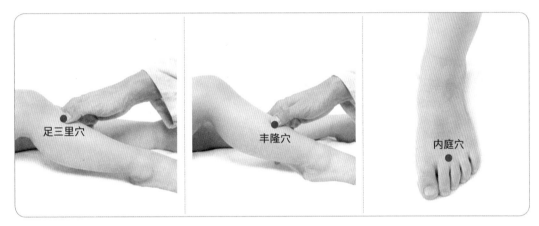

胃经易堵塞穴位：足三里穴、丰隆穴、内庭穴

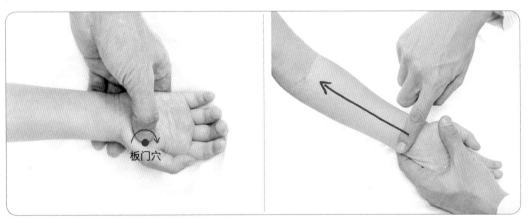

揉板门   清天河水

▼ 操作方法

1. 揉板门：用大拇指指腹按住板门穴处的筋头状物揉一揉。每次揉 1~2 分钟。

2. 清天河水：用食指或中指，沿着孩子的腕横纹中央推至肘横纹中央，推的时候要既轻又快。每次推 10 分钟左右。

3. 在探查到的痛点处，用大拇指指腹给孩子按揉 1 分钟左右，每天按揉 2~3 次。疏通内庭穴的时候可以用食指和拇指给孩子轻轻地掐一掐，刺激一下。

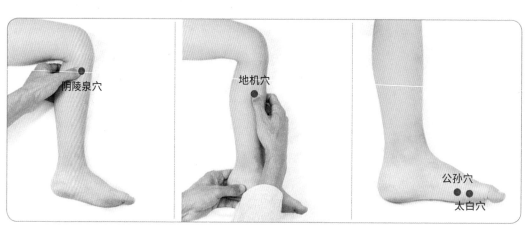

脾经易堵塞穴位：阴陵泉穴、地机穴、太白穴、公孙穴

3. 孩子积食发热的食疗方和中成药推荐

消食化积食疗方：麦芽山楂神曲饮

孩子积食发热后，需要消食化积，把体内的积食清理掉后，体温就降下来了。消食化积，让孩子喝麦芽山楂神曲饮是不错的选择。

麦芽山楂神曲饮

配方 焦麦芽、焦山楂、焦神曲、鸡内金各 6 克。

用法
 1. 将上述药材放入锅中，加入 500 毫升的清水。
 2. 大火煮开后，小火煎煮 10 分钟左右。
 3. 煮好后，每次取 50 毫升左右喝下即可。

叮嘱
 1. 这个代茶饮可以给孩子当水喝，大点的孩子可以多喝点，小宝宝适当少喝一些就可以了。
 2. 这个代茶饮可以消食化积，但化积之品容易破气，就是容易把体内的气泻掉，所以只要孩子烧一退，口中的酸腐之气没有了，这个代茶饮就要停掉。

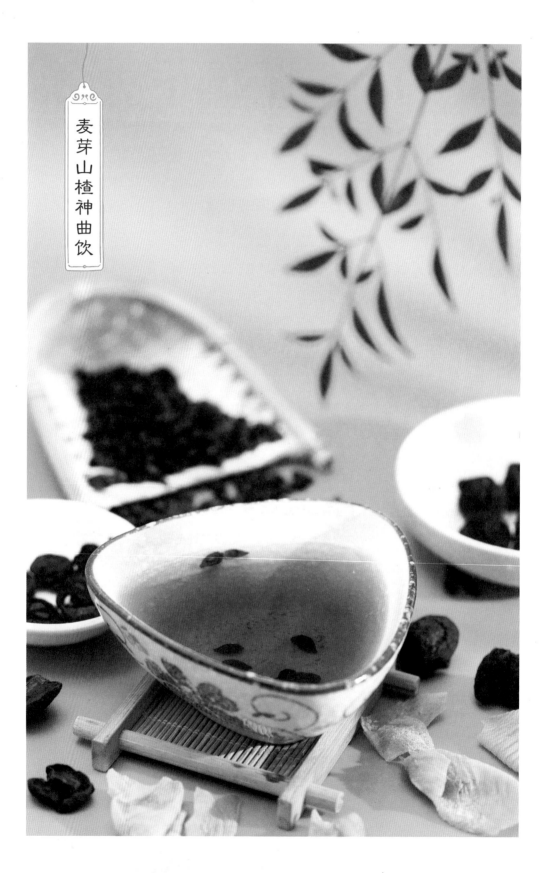

麦芽山楂神曲饮

消食化积中成药推荐：保和丸、大山楂丸

给孩子消食化积，家里还可以备一些保和丸和大山楂丸。饮食内伤的孩子如果再遇到外邪，比如被风吹了，会比其他孩子更容易发热。明明上一次感冒刚好，稍微受点外邪又发热了，这就是饮食内伤导致的。脾胃不好，内有"家贼"就更容易引来"外贼"，所以家里常备点保和丸、大山楂丸，当孩子出现不爱吃饭、口中有酸腐气、腹胀等消化不良症状的时候，就给他稍微吃点，把积食化解了，就不会引起后面的发热了。

孩子一旦积食了，饮食上更要清淡一些，远离肥甘厚味以及寒凉的食物。有的孩子本来积食发热已经好了，结果吃了个冰淇淋，脾胃受到了损伤，又开始发热。

孩子寒湿发热的
特效经络处方及退热小妙招

1. 孩子寒湿发热的症状

辨证要点：头痛身重，恶心呕吐，肠鸣泄泻，身体发热，口中黏腻，舌头胖大，舌苔白厚黏腻。

发生原因：寒邪入体。

体温：37.2~38.5℃。

在不同的地区不同的时间，会发生一些季节性发热。比如寒湿发热，往往发生在夏天。您可能觉得夏天很热，怎么还会受寒呀？现在的夏天，冷气空调无处不在，小孩子的身体很敏感，他对体温的调节比成年人灵敏得多，天一热他的毛孔就打开了，毛孔一打开冷气就进去了，然后再吃个冰棍，寒邪就进入体内了。

中医认为，夏天不能贪吃凉的东西，但是现在的孩子习惯了吃冰淇淋等寒凉的食物，酸奶也是凉的，有的时候还喝个冰可乐。这样一来外感受寒，身体里面也有寒湿，两方面结合起来身体就会出现头痛、身子发沉的症状，这是体内湿气重的表现；然后还会伴有恶心呕吐；接着就是肠鸣、腹泻、发热。但这时候的体温可能不高，在38.5℃以下，口中有黏腻的感觉，舌头胖大有齿痕，舌苔白而黏腻，尤其是成年人，这种感觉可能会特别明显。

2. 孩子寒湿发热的特效经络处方

给孩子调理寒湿发热，从经络推拿方面来说，清补脾可以给孩子健脾，平肝清肺能够促进体内气机的升降，如果孩子有点发热，就给他清天河水。

经络疏通方面主要需要疏通膀胱经、胆经和胃经上的易堵塞穴位。膀胱经在肌表，能够祛除外寒；胃经通畅，孩子的脾胃才能好。那为什么要疏通胆经呢？往往胃口变得不好之后，下一步可能会伴有口苦，所以需要疏通一下胆经。

另外，捏脊对调治寒湿发热也很有帮助，可以每天坚持给孩子捏脊。

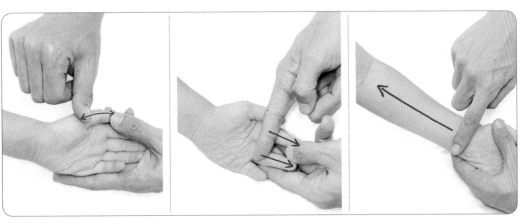

清补脾　　　　　　　　平肝清肺　　　　　　　　清天河水

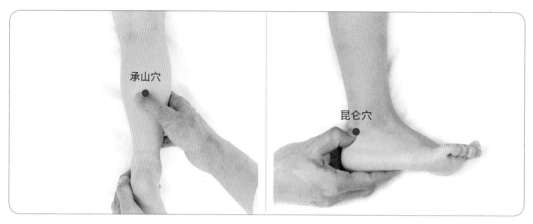

膀胱经易堵塞穴位：承山穴、昆仑穴

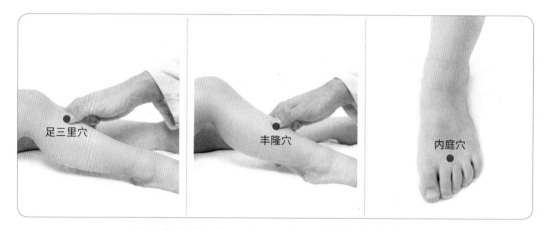

胃经易堵塞穴位：足三里穴、丰隆穴、内庭穴

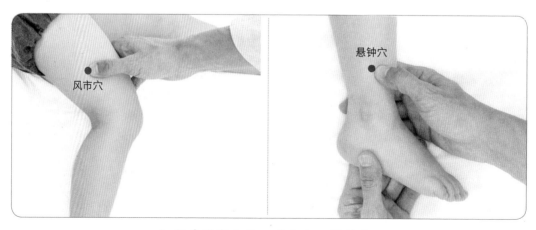

胆经易堵塞穴位：风市穴、悬钟穴

▼ 操作方法

1. 清补脾：用大拇指指腹，沿着孩子大拇指外侧从指根到指尖来回地快速轻推。每次推 10 分钟左右。

2. 平肝清肺：用大拇指或食指，沿着孩子的食指和无名指指面从指根推到指尖，动作要又轻又快。每次推 10 分钟左右。

3. 清天河水：用食指或中指，沿着孩子的腕横纹中央推至肘横纹中央，推的时候要既轻又快。每次推 10 分钟左右。

4. 在探查到的痛点处，用大拇指指腹给孩子按揉 1 分钟左右，每天按揉 2~3 次。探查、疏通风市穴的时候，孩子可能会很痛，您可以先给他用手掌的掌根轻拍一拍、揉一揉这里。

3. 孩子寒湿发热的中成药推荐及退热小妙招

能够化解寒湿之气的中成药我推荐藿香正气水和藿香正气丸。藿香正气水更适合上焦、中焦受到湿寒，比如呕吐明显的病症使用；藿香正气丸更适用于下焦湿寒重，腹泻明显的病症。凡是呕吐轻、腹泻重并伴有发热的孩子，我建议给他按剂量服用藿香正气丸，让身体慢慢地吸收藿香正气丸的药力。

如果孩子喝不下去藿香正气水，还有一个小妙招，就是把蘸满藿香正气水的棉球敷到孩子的肚脐上。

藿香正气水棉球敷肚脐

配方 藿香正气水、棉球。

用法
1. 将蘸满藿香正气水的棉球放到孩子的肚脐上，用创可贴贴住。
2. 每两三小时换一次药。

用这个方法两小时内就能把孩子的体温降下来，然后每两三小时换一次药，一晚上下来，孩子的热就退了。当然前提是您一定要辨证，如果是寒湿发热，用藿香正气水棉球贴肚脐，效果立竿见影。

饮食上还是以清淡为主，远离寒凉。本来脾胃中焦那里就瘀堵了，各器官运行已经很缓慢了，少吃点没关系，给孩子喝点小米粥就可以了。

孩子暑湿发热的
特效经络处方

1. 孩子暑湿发热的症状

辨证要点：头昏沉，身体困倦，脘腹胀满，舌苔白腻。

发生原因：在暑热环境下待得时间长，又吃了寒凉的食物。

2. 孩子暑湿发热的特效经络处方

调治暑湿发热，推拿方面主要是清补脾、平肝清肺、清天河水，疏通经络方面主要是疏通脾经、胃经、大肠经上的易堵塞穴位，具体包括阴陵泉穴、地机穴、太白穴、公孙穴、足三里穴、丰隆穴、内庭穴、曲池穴、手三里穴、合谷穴，然后多捏脊。因为要祛湿，所以脾经和胃经首当其冲；还要将体内的热排出去，所以通过疏通大肠经来解决。

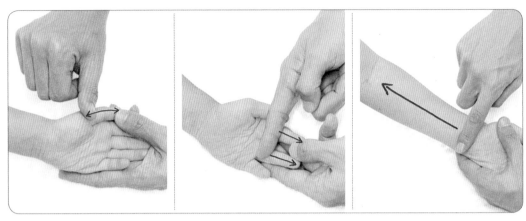

清补脾　　　　　　　平肝清肺　　　　　　　清天河水

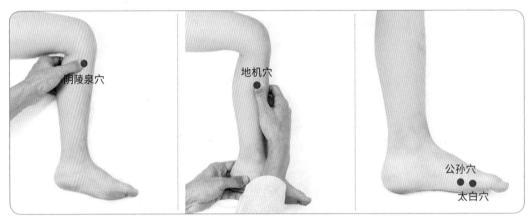

脾经易堵塞穴位：阴陵泉穴、地机穴、太白穴、公孙穴

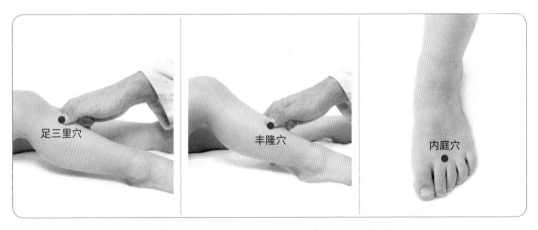

胃经易堵塞穴位：足三里穴、丰隆穴、内庭穴

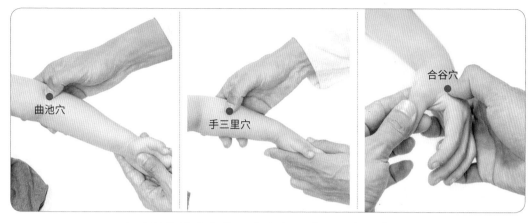

大肠经易堵塞穴位：曲池穴、手三里穴、合谷穴

▼ 操作方法

1. 清补脾：用大拇指指腹，沿着孩子大拇指外侧从指根到指尖来回地快速轻推。每次推 10 分钟左右。

2. 平肝清肺：用大拇指或食指，沿着孩子的食指和无名指从指根推到指尖，动作要又轻又快。每次推 10 分钟左右。

3. 清天河水：用食指或中指，沿着孩子的腕横纹中央推至肘横纹中央，推的时候要既轻又快。每次推 10 分钟左右。

4. 在探查到的痛点处，用大拇指指腹给孩子按揉 1 分钟左右，每天按揉 2~3 次，连续按揉 3 天左右，痛感减轻、消失后停止。在按揉合谷穴时，一定不要揉那块肉，要揉在肉和骨头之间的缝上。

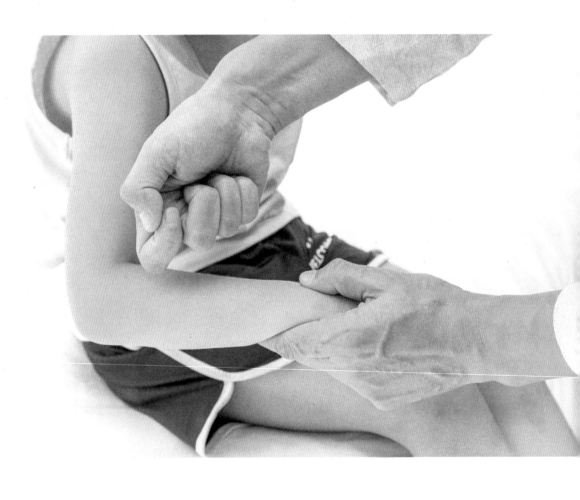

CHAPTER 9

如何让孩子
不咳嗽

孩子为什么会咳嗽？
有关咳嗽的三个误区

1. 咳嗽是身体的一种自我保护机制

咳嗽一般分为寒性咳嗽和热性咳嗽。往往孩子一咳嗽，家长的心就提起来了。那么，人为什么会咳嗽呢？其实咳嗽和打喷嚏都是我们身体的一种本能，是身体祛除外邪的一种表现。因为身体里进入了异物，比如风寒之气进入体内，侵袭到肺的时候，人就会咳嗽。这是身体在给您提醒和报警，这时候中医往往会通过润肺化痰或者疏风散寒来止咳。

肺被风寒之气等侵袭后，往往会产生瘀堵，进而可能会产生痰。痰是我们体内的垃圾，中医认为"肺为储痰之器，脾为生痰之源"，所以对于孩子身体的养护，健脾和胃是很重要的。

2. 关于咳嗽的三个误区

一咳嗽就盲目给孩子止咳

很多家长一看到孩子咳嗽，就想赶紧给孩子止咳。其实当下很多止咳药都是通过舒缓气道的平滑肌来起到止咳的作用，这样做只是让气道的平滑肌放松下来，没有力量再去咳了，但痰等异物、炎症仍留在体内，迟早还是会咳出来。而中医是从根源上调治咳嗽，它是对人体进行整体性的把握和调治，不仅仅是局部的止咳，是要把体内的痰等异物清理掉。

咳嗽不会咳出肺炎，发热才会

很多家长都担心孩子长时间咳嗽会咳出肺炎，其实咳嗽不会咳出肺炎，高热才会引发肺炎。

不是所有的咳嗽吃川贝炖梨都管用

孩子一咳嗽，很多家长首先想到的是吃川贝炖梨。然而您要注意了，寒性咳嗽如果用川贝来调治，完全是南辕北辙，往往会越治越严重。因为川贝是寒凉的，梨也是偏凉的，所以这种情况下吃川贝炖梨是不对的。

寒性咳嗽的
特效经络处方和食疗方

1. 寒性咳嗽的症状

寒性咳嗽的辨证要点和风寒发热很像，都是可能有点畏寒怕冷、打喷嚏、流清涕、咳嗽、舌苔薄白、舌头是淡红色的。如果孩子的舌头很红、舌苔是黄的，那就是热象。如果孩子的舌苔薄白，舌头的颜色浅于口腔黏膜的颜色，且没有黄痰，也没有黄鼻涕，那么这个咳嗽就是寒性咳嗽。

2. 寒性咳嗽的吮痧方案

在寒性咳嗽刚开始的时候，您可以马上给孩子在后背脊柱两侧吮痧，一般这时候肺俞穴、肩颈处出痧比较多，吮痧后咳嗽往往就明显减轻了。

▼ 吮痧方案

1. 让孩子以舒服的姿势坐着或趴着，家长用嘴沿督脉和两侧膀胱经从发际吮吸至肩背部。

2. 吮吸时，嘴唇固定位置，稍用力连续吸三下，再"啵"一下，每个位置操作三次。

3. 寒性咳嗽的特效经络处方

寒性咳嗽在经络穴位调理方面主要是按揉肺经和脾经上的易堵塞穴位。尤其是尺泽穴，包括尺泽穴向上的一段可能都比较僵紧，您就好好地给孩子揉一揉。有时候我家孩子一咳嗽，我就直接用嘴在她的尺泽穴到孔最穴这一段吮痧，痧出来之后咳嗽就明显减轻了。

为什么要疏通脾经呢？"肺为储痰之器，脾为生痰之源"，而且肺经是从脾经中生发出来的，您可以通过疏通脾经来给肺经打好地基。脾经上的阴陵泉穴、地机穴、太白穴和公孙穴，这几个位置您都可以给孩子揉一揉，疏通一下。

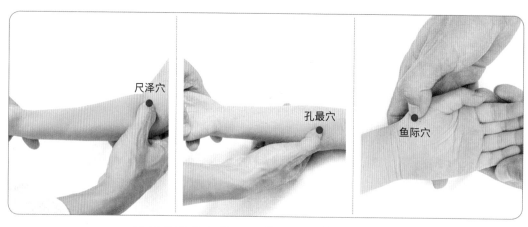

肺经易堵塞穴位：尺泽穴、孔最穴、鱼际穴

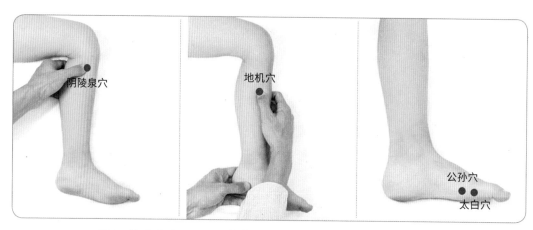

脾经易堵塞穴位：阴陵泉穴、地机穴、太白穴、公孙穴

▼ 操作方法

在探查到的痛点处，用大拇指指腹给孩子按揉 1 分钟左右，每天按揉 2~3 次，连续按揉 3 天左右，痛感减轻、消失后停止。

4. 寒性咳嗽的食疗方：烤橘子、花椒蒸梨

寒性咳嗽早期或感冒后期咳嗽，给孩子吃烤橘子

尤其在冬天，孩子出现了寒咳，可以给他吃烤橘子，这是我家常用的一个方法。

烤橘子

配方 橘子3个左右（砂糖橘更方便制作）。

用法
1. 将筷子插进橘子里，不要插到头。
2. 打开煤气灶，调小火，把橘子放在火上烤，接触火的地方会慢慢变黑。
3. 拿起橘子，拔出筷子，再将筷子插到烤好的一面，让另一面接触火，等橘子全部变黑时，关火。
4. 将橘子拿下来，晾一晾，等到橘子微温的时候剥开，让孩子吃橘子肉。

需要注意的是吃烤橘子的时机：寒性咳嗽早期，或者感冒后期的其他感冒症状都消失了，只是在凌晨还有点咳嗽，这时候适合给孩子吃烤橘子。

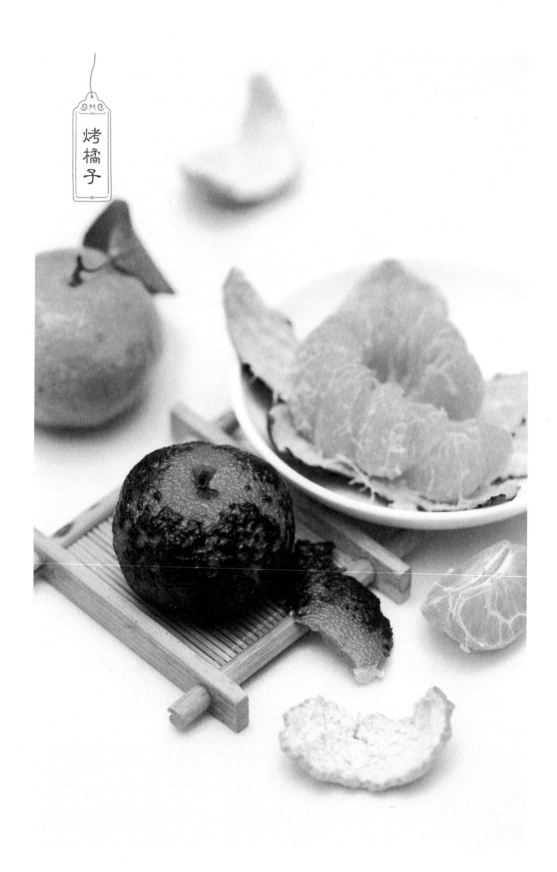

烤橘子

痰少咳嗽重，有外感风寒表现的时候，给孩子吃花椒蒸梨

调理寒性咳嗽还有一个食疗方，就是用花椒蒸梨给孩子吃。这个方法适合在痰少咳嗽重，有外感风寒表现的时候用。梨有润肺的功效，花椒能够祛寒温中。

花椒蒸梨

配方 梨 1 个，花椒 20 粒，冰糖 2~3 颗。

用法
1. 把梨洗干净，切开上面 1/5 处留作盖子，用勺子挖去梨核，注意不要挖穿。
2. 然后放入花椒和冰糖，盖上切开的盖儿，用牙签插住。
3. 锅里多放水，把梨放在小碗里，再放到蒸屉上开始蒸煮。
4. 大火烧开转小火蒸 20 分钟后关火，等稍微晾凉一些就可以把花椒取出吃梨肉了，也可以喝蒸出来的汤汁。

跟发热时一样寒性咳嗽在饮食方面，一定要清淡，尽量少给孩子吃肉，先养好脾胃，脾胃养好了，才能顺畅地给身体提供能量，咳嗽的问题也就解决了。

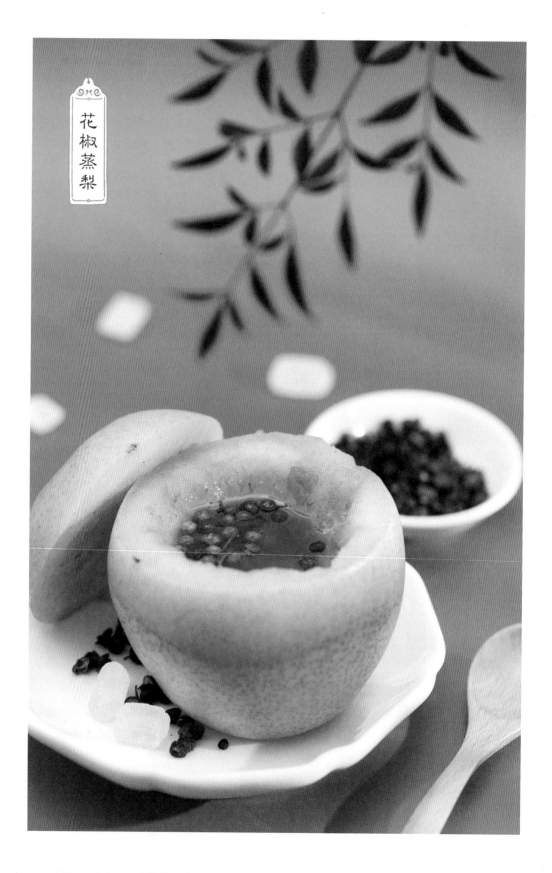

花椒蒸梨

5. 寒性咳嗽的中成药推荐

外感风寒症状严重，咳嗽轻、痰白的时候，用通宣理肺丸

孩子得了风寒感冒，如果您发现的时候已经比较晚了，孩子开始头疼发热了，有畏寒、咳嗽、鼻音重、鼻塞、流鼻涕、四肢酸痛、不愿意动弹等表现，这就是风寒束表，说明寒气已经侵袭到孩子的肺里，有点严重了。这时候可以给孩子用一个中成药叫通宣理肺丸。

因为这个药不太苦，孩子吃起来不太困难，家里可以备着点。您一定要注意这个药的用药时机是在孩子外感风寒的症状比较重，咳嗽比较轻，咳出来的痰是白色的时候。比如寒性咳嗽早期吃烤橘子的时候还没有痰，现在有痰了，就用通宣理肺丸来调理。

外感发热、咳嗽重、痰黄的时候，用急支糖浆

如果孩子咳嗽比较严重，有痰黄、发热、怕冷、无汗，并且有胸膈满闷、咽喉痛症状表现，这时候可以给孩子喝急支糖浆。这个药能够清热化痰，宣肺止咳。

给孩子用止咳药的时候，一定不能乱用，要对症用药。如果孩子是怕热、痰黄，就不能用急支糖浆；一定是外感风寒，怕冷恶寒才能用急支糖浆。

寒热夹杂咳嗽用小儿麻甘颗粒

孩子如果是寒热夹杂咳嗽，会表现为高热、咳喘、痰黄。用心观察，孩子在咳嗽早期时咳嗽的声音一般都比较清脆，说明邪气还在体表，但是当孩子有点喘了的时候，邪气就往肺里走了，此时如果痰是黄色的，可以用一种中成药叫小儿麻甘颗粒。我给我家孩子用过一次这个药，效果可以说是立竿见影，因为它具有很好的清肺热、化痰、止咳平喘的作用，但前提是辨症要准确。

最后要跟各位家长说一下，这些中成药要在正规的医院或中药房购买，并按照正规医师给出的剂量来用药。

热性咳嗽的
特效经络处方和食疗方

1. 热性咳嗽的症状

除了寒性咳嗽还有热性咳嗽，热性咳嗽的辨证跟风热发热类似，主要表现有咽喉肿痛、涕黄黏腻、痰黄、小便黄，舌苔也是黄的。当孩子咳嗽并伴有这些症状的时候，就是典型的热性咳嗽。

2. 热性咳嗽的特效经络处方

调理热性咳嗽一定要清热、化痰、止咳。在经络方面您需要给孩子疏通易堵塞穴位，也就是肺经上的尺泽穴、孔最穴、鱼际穴，脾经上的阴陵泉穴、地机穴、太白穴、公孙穴，再加上肾经上的大钟穴、水泉穴、照海穴。

疏通肺经能够化痰、清肺热，疏通脾经能够化痰、健脾，再加上疏通肾经就来清除体内的热邪，您这样给孩子疏通下来，孩子的热性咳嗽能得到明显的缓解。

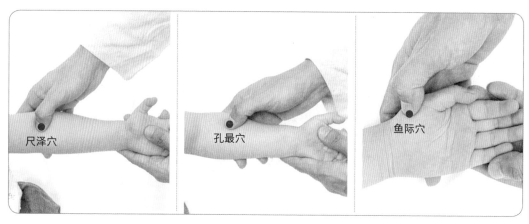

肺经易堵塞穴位：尺泽穴、孔最穴、鱼际穴

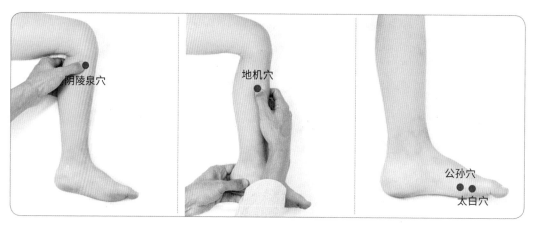

脾经易堵塞穴位：阴陵泉穴、地机穴、太白穴、公孙穴

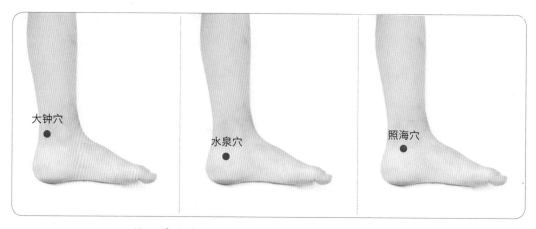

肾经易堵塞穴位：大钟穴、水泉穴、照海穴

▼ 操作方法

在探查到的痛点处，用大拇指指腹给孩子按揉 1 分钟左右，每天按揉 2~3 次，连续按揉几天后，痛感减轻、消失后停止。

3. 热性咳嗽的食疗方：川贝炖梨

　　热性咳嗽如果痰不太多，相对咳嗽比较厉害，可以用川贝炖梨来调理。如果孩子有咳嗽口干、痰少黏黄、咽痛，同时还伴有发热、头痛这些症状，就用川贝炖梨来调理。但是寒性咳嗽禁用川贝炖梨，会加重病情。

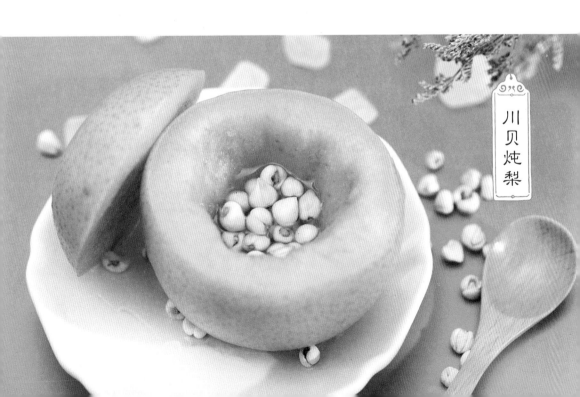

川贝炖梨

川贝炖梨

配方 梨 1 个，川贝 3 克，冰糖 2~3 颗。

用法
1. 把梨洗干净，切开上面 1/5 处留作盖子，用勺子挖去梨核，注意不要挖穿。

2. 然后放入川贝、冰糖，盖上切开的盖儿，用牙签插住。

3. 锅里多放水，把梨放在小碗里，再放到蒸屉上开始蒸煮。

4. 大火烧开转小火蒸 20 分钟后关火，等稍微晾凉一些就可以把川贝拣出来吃梨肉了，也可以喝蒸出来的汤汁。

4. 热性咳嗽的中成药推荐

孩子咳嗽、发热、咽痛、痰黄，用儿童清肺口服液

用中成药调治热性咳嗽，可以直接清热化痰。有一个中成药叫儿童清肺口服液，就具有清肺化痰止咳的作用。而在前面介绍的调理寒性咳嗽的中成药急支糖浆和通宣理肺丸，也具有清热化痰的作用。这时候具体要用哪种中成药来调理呢？您就要辨症了。

寒性咳嗽往往咽痛不明显，咳出的痰大多是白色的；痰黄、咽痛往往是热证的表现。如果孩子几乎没有怕冷畏寒这些风寒感冒的症状，他主要是面赤发热、咽痛、咳嗽、痰黄，就基本可以判断是热性咳嗽，就用儿童清肺口服液来调理。

您在购买儿童清肺口服液的时候，不必太在意是哪个厂家生产的，只要含有以下成分就可以购买：麻黄、苦杏仁、石膏、甘草，其实这就是麻杏石甘汤，一个很重要的清肺热的方子；然后还有桑白皮、瓜蒌皮、黄芩、板蓝根、法半夏、浙贝母、橘红、紫苏子、葶苈子、紫苏叶、细辛、薄荷、枇杷叶、白前、前胡、石菖蒲、天花粉、清礞石，这是一个以清热为主，稍微有点解表化痰的方子。儿童清肺口服液用到的药材比较多，但是用量都比较小，比较安全，适合孩子患热性咳嗽的时候使用。

孩子痰多，咳不出来，用复方鲜竹沥液

如果孩子咳嗽的时候痰特别多，发出呼呼的声音却咳不出痰来，同时还伴有发热、咽痛、痰黄等热性咳嗽的症状，这时候就特别适合用一种中成药叫复方鲜竹沥液。竹沥是从竹子上烤出来的一种黏糊糊的液体，对清这种黏浊的痰效果很好。

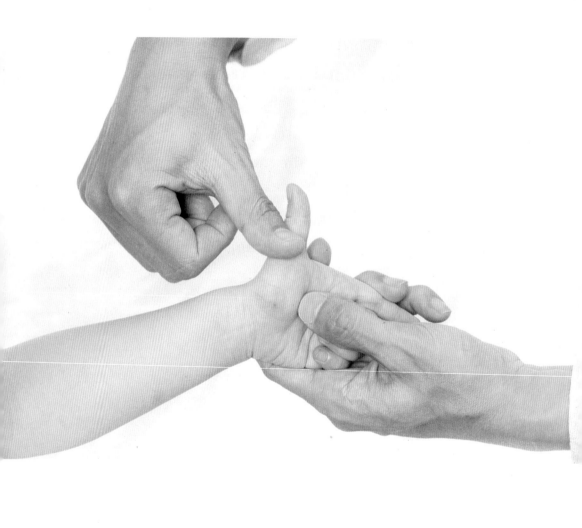

CHAPTER 10

如何让孩子
不腹泻

◎ 孩子腹泻分为伤食性腹泻、热性腹泻、受寒腹泻、
脾虚腹泻、半夜腹泻

◎ 孩子伤食腹泻的特效经络处方和食疗方

◎ 孩子热性腹泻的特效经络处方和食疗方

◎ 孩子受寒腹泻的特效经络处方和食疗方、外敷妙方

◎ ……

孩子腹泻分为伤食性腹泻、热性腹泻、受寒腹泻、脾虚腹泻、半夜腹泻

前面我们讲了调治孩子发热和咳嗽的特效经络处方以及食疗方。还有一个病是孩子经常会得的，就是小儿腹泻——拉肚子。如果孩子连续三四天都拉肚子，吃什么拉什么，估计您就该紧张了。

孩子拉肚子，很多家长的第一个反应是赶紧去药店给孩子买点药止泻。药店里治疗小儿腹泻的药往往是蒙脱石散或枯草杆菌二联活菌颗粒。蒙脱石散其实主要起到干燥的作用，它能吸附肠道中的水分，这样孩子的大便就干燥成形了，可是很多时候您给孩子吃了蒙脱石散也没有效。而枯草杆菌二联活菌颗粒是一种菌群活化剂，既然孩子现在的肠道菌群紊乱了，那就用点菌群，把好的有益菌送进去，帮助肠道建立菌群平衡，这个方法对一些孩子有效，对一些孩子却没有效果。

那么，中医是怎么看腹泻的呢？

中医看腹泻要辨温热寒凉，所以把腹泻分为伤食性腹泻、热性腹泻、受寒腹泻、脾虚腹泻，甚至还有半夜腹泻。一定要辨证准确，有的放矢，对症治疗，才能有效恢复孩子的脾胃功能，大便才能正常起来。

孩子伤食腹泻的
特效经络处方和食疗方

现在的孩子往往都有不同程度的积食伤食，因此伤食引起的腹泻也比较多。由于家长喂养不当，让孩子吃得过多，或者孩子吃了较多的肥甘厚腻以及寒凉的食物，损伤了脾胃引起了腹泻。

1. 孩子伤食腹泻的症状

辨证要点一：大便一般是淡黄色或者黄绿色的，大便中会夹着水，排便的时候还会夹杂着点屁。大便里面可能还有没消化的奶瓣或食物残渣，有一股酸臭味。

辨证要点二：孩子腹胀，可能有一点微微的腹痛，有的宝宝在腹泻前会哭闹，泻后痛感减轻。

辨证要点三：孩子嗳气酸馊，不想吃饭。

辨证要点四：舌苔厚腻，舌苔色白或微黄。

孩子伤食腹泻最主要的辨证要点是大便稀并伴有口气，以及大便有酸腐味。如果孩子有这些症状，基本就可以确定是伤食腹泻了，这时候您可以稍微给孩子禁一下食，让他少吃点。

2. 孩子伤食腹泻的特效经络处方

在伤食腹泻的推拿按摩方案中，要疏通大肠经、胃经和脾经上的易堵塞穴位。因为要健脾和胃、恢复肠道功能，所以不管是小儿腹泻还是成人腹泻，您一定要首先想到大肠。这时候大肠里面的状态往往不好，所以您给孩子按揉大肠经上的曲池穴、手三里穴、合谷穴都可能特别疼。给孩子揉的时候，力度要轻一点，每个穴位揉一分钟左右就可以了。

疏通脾经和胃经上的易堵塞穴位也是按揉一分钟左右就可以了。哪个穴位疼您就给他在那里多揉一会儿。疏通完大肠经、脾经和胃经，还要点揉中脘穴一分钟左右。中脘穴位于身体的中焦，是一个承上启下的位置，而且中脘穴是胃之募穴，对它进行疏通、按揉，能促进胃的蠕动，加速食物的代谢。

▼ 操作方法

在探查到的痛点处，用大拇指指腹给孩子按揉 1 分钟左右，每天按揉 2~3 次，连续按揉几天后，痛感减轻、消失后停止。

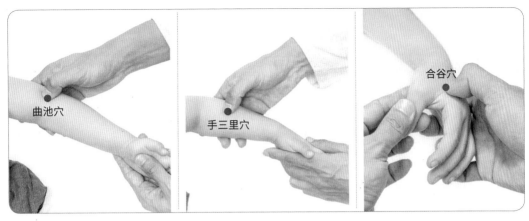

大肠经易堵塞穴位：曲池穴、手三里穴、合谷穴

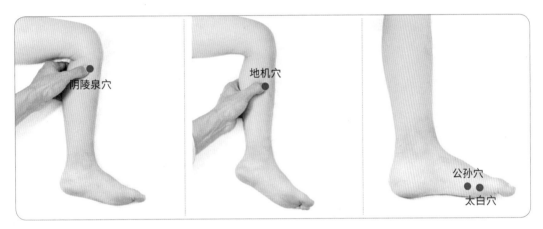

脾经易堵塞穴位：阴陵泉穴、地机穴、太白穴、公孙穴

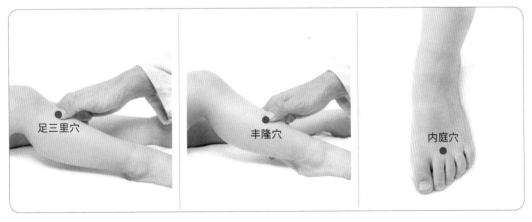

胃经易堵塞穴位：足三里穴、丰隆穴、内庭穴

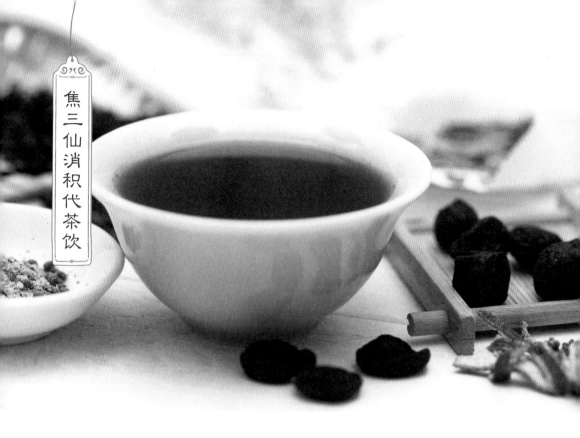

3. 孩子伤食腹泻的代茶饮

在食疗方面，既然孩子伤食了，您就要给他消食化积。

焦三仙消积代茶饮

配方 焦麦芽、焦山楂、焦神曲、莱菔子（萝卜子）各10克，陈皮3克。

用法
1. 将上述药材放入水壶中，加入清水煎煮，大火煮开后，小火煎煮10分钟即可。
2. 稍微晾凉后，给孩子代替水喝就可以了。

淡豆豉代茶饮

配方 淡豆豉 50 粒左右。

用法
1. 将淡豆豉放入水壶中，加入清水煎煮，大火煮开后，小火煎煮 10 分钟即可。
2. 稍微晾凉后，给孩子代水喝就可以了。
3. 5 岁以上的孩子每次喝 50 毫升左右，3~5 岁减半服用，3 岁以下再减半服用。每日三次。

叮嘱 淡豆豉最好到正规的大药房购买，因为淡豆豉的销量不大，一些药店的药材会有沉积，淡豆豉储存半年后就可能会坏掉。

中成药方面，如果是伤食引起的腹泻，可以给孩子吃点保和丸。饮食上还是以清淡为主，小孩子的脾胃娇嫩，所以寒凉和肥甘厚腻的食物都不能再吃了。

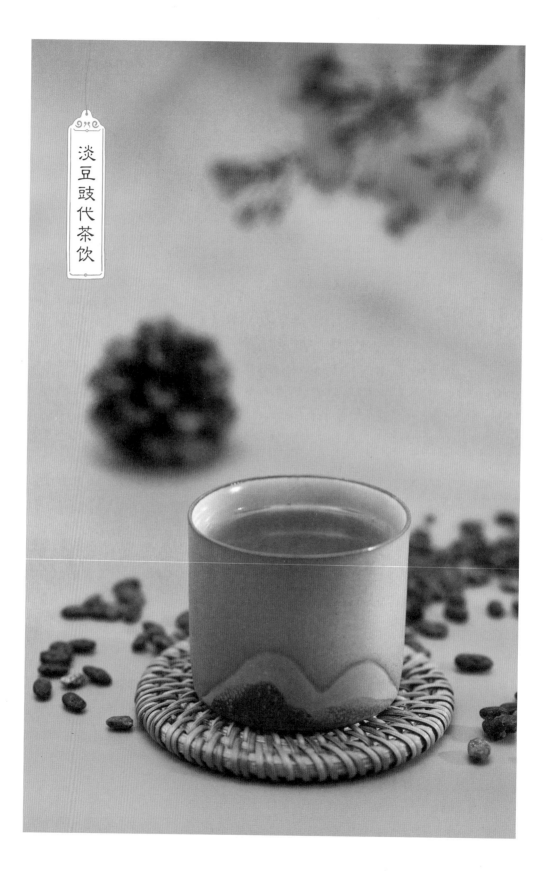

淡豆豉代茶饮

孩子热性腹泻的
特效经络处方和食疗方

1. 孩子热性腹泻的症状

辨证要点一：热性腹泻是由内热导致的，它的一大特点是泻的量很大而且急促，大便是金黄色的，泻的过程中可能会夹有屁和水，色黄而臭。伤食腹泻的大便是有一股酸臭味，而热性腹泻的大便是一滩在那儿，黄乎乎的特别臭。

辨证要点二：热性腹泻还有一个特点是孩子会肚子疼，如果腹泻比较严重，肛门处可能伴有一些灼热感。

辨证要点三：热性腹泻还会伴有发热、心烦、口渴、面色红赤、哭闹、小便色黄短少、舌苔黄、舌头红这些症状。

2. 孩子热性腹泻的特效经络处方

既然是热性腹泻，就需要清热。首先给孩子平肝清肺、退六腑，在经络推拿方面，则疏通大肠经、肺经和脾经上的易堵塞穴位。

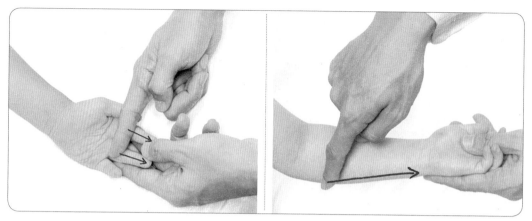

平肝清肺　　　　　　　　　退六腑

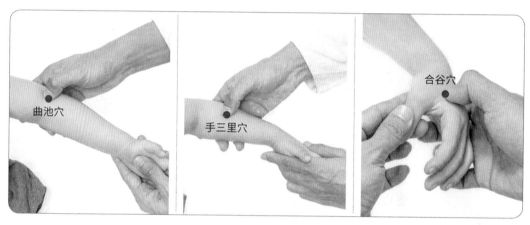

大肠经易堵塞穴位：曲池穴、手三里穴、合谷穴

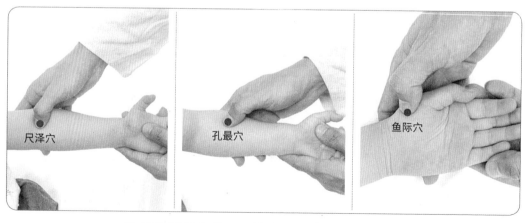

肺经易堵塞穴位：尺泽穴、孔最穴、鱼际穴

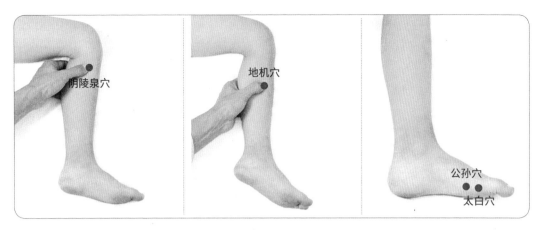

脾经易堵塞穴位：阴陵泉穴、地机穴、太白穴、公孙穴

▼ 操作方法

1. 平肝清肺：用大拇指或食指，沿着孩子的食指和无名指从指根推到指尖，动作要又轻又快。每次推 10 分钟左右。

2. 退六腑：用食指或中指，沿着孩子的手臂侧面小指一侧从肘横纹推至腕横纹，反复推拿。每次推 10 分钟左右。

3. 在探查到的痛点处，用大拇指指腹给孩子按揉 1 分钟左右，每天按揉 2~3 次，连续按揉几天后，痛感减轻、消失后停止。在按揉合谷穴时，一定不要揉那块肉，要揉在肉和骨头之间的缝上。

3. 孩子热性腹泻的代茶饮

如果孩子是热性腹泻，您就可以用清热的方法来给他调理。有一个经方叫葛根芩连汤，这个药我给我家孩子用过一次。当时我发现孩子的大便是黄的，还特别臭，就想到这应该是热性腹泻，就给他煮了葛根芩连汤喝。当时孩子喝完这个药之后，不到半小时就不拉肚子了。这是因为他内在的热被化解了，肠道功能恢复正常，大便也就正常了。

葛根芩连汤

配方　葛根 15 克，炙甘草 6 克，黄芩 6 克，黄连 6 克。

用法　*1.* 将上述药材放入锅中，加入两碗清水，大火煮开后，小火煎煮成一碗水即可。

　　　　2. 稍微晾凉后，给孩子代水喝就可以了。

　　　　3. 5 岁以上的孩子每次喝 50 毫升左右，3~5 岁减半服用，3 岁以下再减半服用。每日三次。

叮嘱　孩子不拉肚子后这个药要马上停掉，不然会消耗孩子体内的阳气，对身体反而不好。

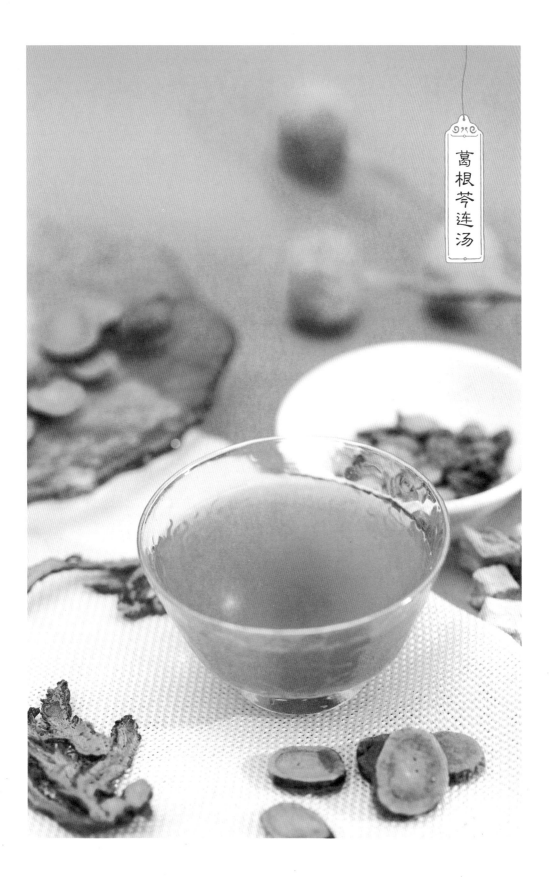

葛根芩连汤

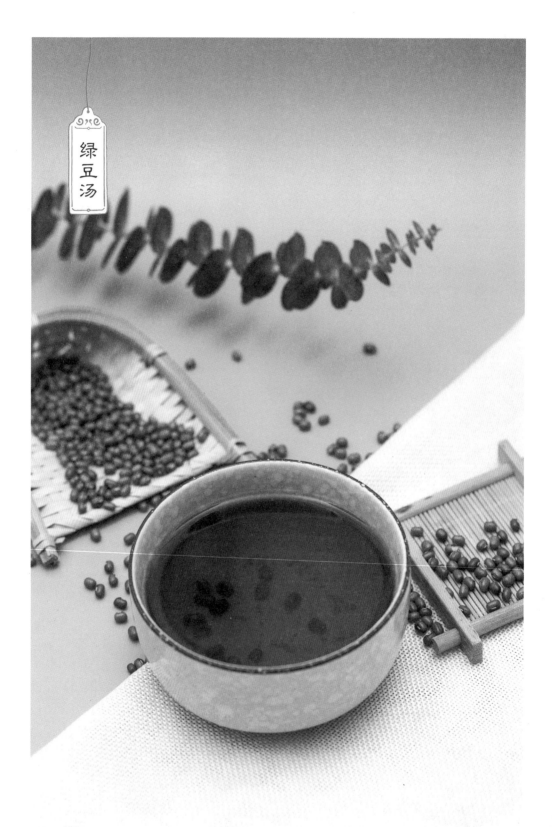

绿豆汤

如果孩子热性腹泻的症状比较轻，您家里也没有葛根、甘草这些药材，就可以给孩子煮绿豆汤喝，也能够起到清热解毒的作用。

绿豆汤

配方 绿豆 50 克。

用法
1. 将绿豆放入锅中，加入两碗清水，大火煮开后，小火再煎煮 15 分钟即可。
2. 稍微晾凉后，给孩子代水喝就可以了。
3. 5 岁以上的孩子每次喝 50 毫升左右，3~5 岁减半服用，3 岁以下再减半服用。每日三次。

叮嘱 孩子不拉肚子后就不用再喝了。

热性腹泻只要辨证准确的话，给孩子喝葛根芩连汤来调治，效果几乎是立竿见影。但葛根芩连汤很苦，孩子不太愿意喝，有一个中成药叫葛根芩连口服液，这时候可以给孩子服用。

孩子受寒腹泻的
特效经络处方和食疗方、外敷妙方

1. 孩子受寒腹泻的症状

辨证要点一： 大便多如水样，颜色淡，大便里面可能有泡沫，但臭味不重。

辨证要点二： 肠鸣腹胀，即肚子咕噜噜地叫、胀胀的，有时候可能伴有一点疼痛。

辨证要点三： 孩子的口唇可能是淡白色的，舌苔淡白，舌头淡红，手脚有点冰冷，食欲也不好，小便清长。

辨证要点四： 如果孩子腹泻后肛门发红，一般是热性腹泻；如果肛门不发红，往往是受寒腹泻。

2. 孩子受寒腹泻的特效经络处方

受寒腹泻在经络方面就是疏通大肠经、脾经和胃经的易堵塞穴位——曲池穴、手三里穴、合谷穴、阴陵泉穴、地机穴、太白穴、公孙穴、足三里穴、丰隆穴、内庭穴，恢复脾胃功能。

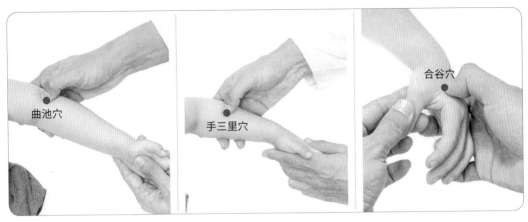

大肠经易堵塞穴位：曲池穴、手三里穴、合谷穴

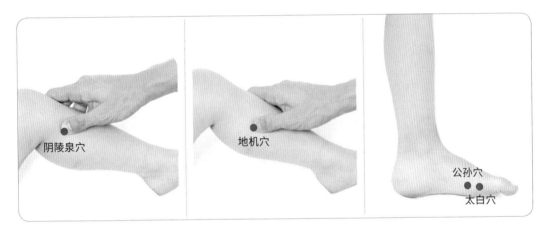

脾经易堵塞穴位：阴陵泉穴、地机穴、太白穴、公孙穴

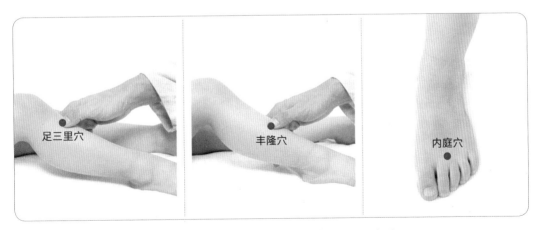

胃经易堵塞穴位：足三里穴、丰隆穴、内庭穴

▼ 操作方法

在探查到的痛点处，用大拇指指腹给孩子按揉 1 分钟左右，每天按揉 2~3 次，连续按揉几天后，痛感减轻、消失后停止。

3. 孩子受寒腹泻的精选食疗方和外敷妙方

给孩子调理受寒腹泻，您需要用一些热性的东西去平衡它，其中干姜党参术草汤就是一个很好的健脾胃温脾阳的方子。

干姜党参术草汤

配方 干姜、党参、白术 、炙甘草各 6 克。

用法

1. 将上述药材放入锅中，加入两碗清水，大火煮开后，转小火煎煮成一碗水即可。

2. 稍微晾凉后，给孩子代水喝就可以了。

3. 5 岁以上的孩子每次喝 50 毫升左右，3~5 岁减半服用，3 岁以下再减半服用。每日三次。

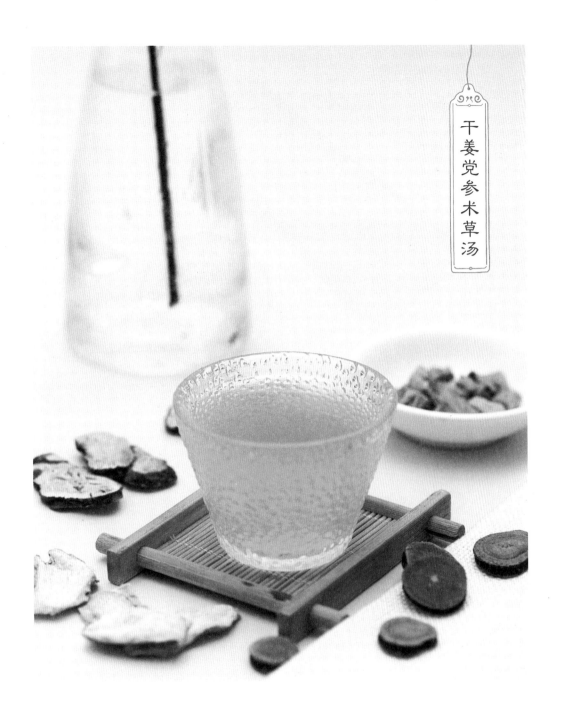

干姜党参术草汤

另外如果孩子是受寒腹泻，您还可以用大粒盐，就是平时腌咸菜用的粗盐炒热来给孩子热敷肚脐。

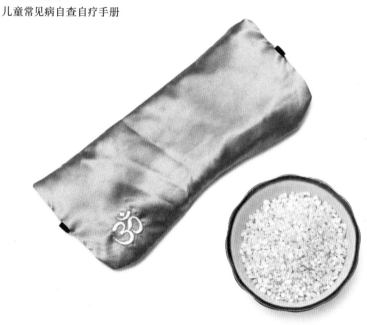

粗盐热敷肚脐

配方 粗盐适量。

用法
1. 将粗盐炒热，装入一个小布袋中。

2. 将装有炒热后粗盐的小布袋放到孩子的肚脐上热敷半小时（注意不要太烫，以免伤到孩子的皮肤），让热气缓缓地渗透到肚脐中。

3. 半小时后再次把布袋中的盐加热，放到孩子肚脐上热敷。

反复热敷三次左右，孩子的小手、小脚就温热了，肚子也不那么疼了，腹泻往往也就止住了。

孩子脾虚腹泻的
特效经络处方和食疗方

1. 孩子脾虚腹泻的症状

由于家长平时喂养不当，导致孩子脾胃虚弱，孩子就可能经常拉肚子，那么这种脾虚引起的腹泻有什么辨证要点呢？

辨证要点： 孩子刚吃完饭就要上厕所拉肚子，也没有什么肠鸣音，大便像稀溏一样一滩，颜色是淡黄色的。

2. 孩子脾虚腹泻的特效经络处方

调理孩子的脾虚腹泻，在推拿按摩上首先需要清补脾和补大肠，然后每天睡觉前给孩子捏脊五遍。捏脊也是在健脾胃，有的家长说都给孩子捏一个月了还没什么效果，您别着急，要相信孩子自身旺盛的生命力，坚持捏下去，早晚会有效果。

当然了，因为脾虚，脾经和大肠经上的易堵塞穴位肯定需要按揉和疏通。您还需要每天给孩子在中脘穴上轻轻地点揉一分钟。

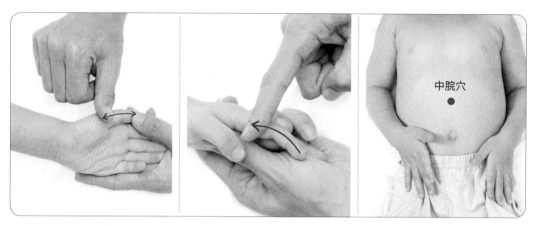

清补脾　　　　　　　　补大肠　　　　　　　点揉中脘穴

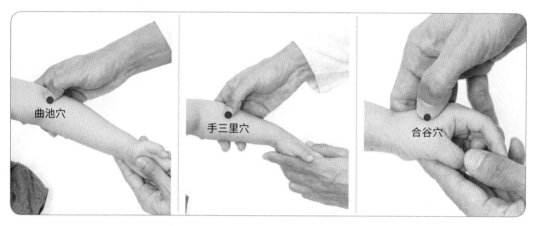

大肠经易堵塞穴位：曲池穴、手三里穴、合谷穴

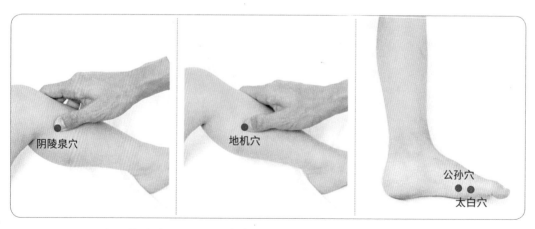

脾经易堵塞穴位：阴陵泉穴、地机穴、太白穴、公孙穴

　　说到易堵塞穴位，孩子脾经和大肠经上的易堵塞穴位也许揉个两三天就不疼了，那您就不需要再给孩子揉了，但您可以坚持每天给孩子捏脊，把中脘穴作为重点，每天轻轻给他按揉一两分钟，慢慢地孩子的脾胃强健了，也就不腹泻了。

▼ 操作方法

1. 清补脾：用大拇指指腹，沿着孩子大拇指外侧从指根到指尖来回地快速轻推。每次推 10 分钟左右。

2. 补大肠：用大拇指或食指指腹，沿着孩子的食指外侧从指尖推到指根。每次推 10 分钟左右。

3. 点揉中脘穴：用大拇指或食指指腹放在孩子的中脘穴上轻轻地按揉。每次按揉 1~2 分钟。

4. 在探查到的痛点处，用大拇指指腹给孩子按揉 1 分钟左右，每天按揉 2~3 次，连续按揉几天后，痛感减轻、消失后停止。

5. 捏脊：让孩子趴在床上，您就可以快速地从他的尾骨下方开始，大拇指在后面、食指在前面捏住孩子脊柱两侧的皮肤向前推，搦这个皮，一直捏到肩颈部。每次捏 5 遍左右。

3. 孩子脾虚腹泻的食疗方：怀山药扁豆汤

　　健脾的功夫在平时，如果您想给孩子健脾和胃、滋养脾胃，调治脾虚腹泻，给您介绍一个简单的食疗方。

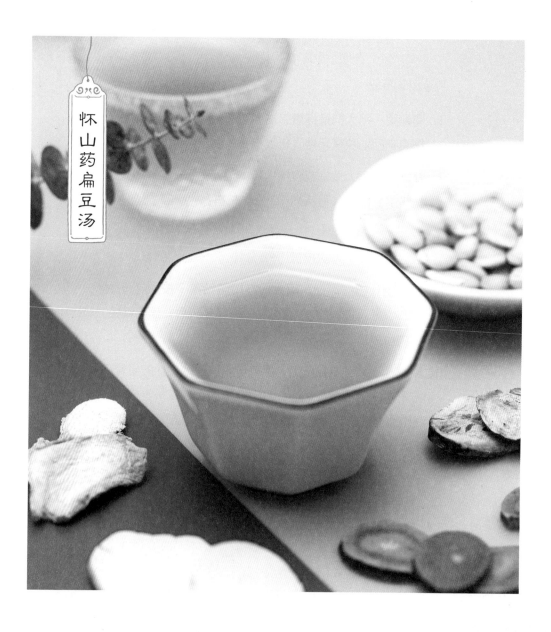

怀山药扁豆汤

怀山药扁豆汤

配方 怀山药、白扁豆各10克，白术、干姜、炙甘草各3克。

用法 *1.* 将上述材料放入锅中，加入三碗清水，大火煮开后，小火煎煮至一碗水即可。

2. 稍微晾凉后，给孩子喝就可以了。

3. 5岁以上的孩子每次喝50毫升左右，3~5岁减半服用，3岁以下再减半服用。每日三次。

叮嘱 *1.* 怀山药尽量去正规中药房购买好一点的。

2. 脾胃需要慢慢调养，而这个食疗方药效比较温和，只要是针对孩子脾胃虚弱，给孩子健脾和胃，这个食疗方可以长期使用。

如果孩子脾胃虚弱的话，饮食上还是要清淡一点，肉类、荤腥类的食物可以稍微吃一些，但一定不要过量。我们总是想给孩子补很多营养，其实是不需要的，能被身体消化吸收的才是有用的。所以孩子在饮食上还是以清淡为主，切忌寒凉，一定不要任由孩子的性子，也许孩子就吃了一个冰淇淋，调养了很久的脾胃功能又直接回到原来的样子了。

孩子半夜腹泻的
特效经络处方和食疗方

还有的孩子会连续几天半夜大便，比如总是半夜醒来要大便，大便还不是特别清稀，中医把这叫作半夜腹泻。

1. 孩子半夜腹泻的特效经络处方

调理孩子半夜腹泻，在小儿推拿按摩方面，首先要给孩子清补脾和平肝清肺；在经络方面，需要疏通大肠经、胆经和肝经上的易堵塞穴位；同时坚持每天捏脊五遍。

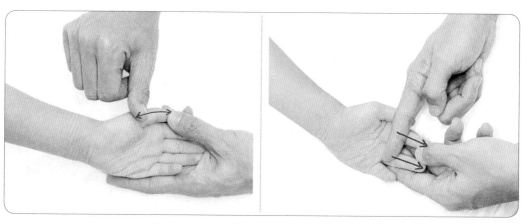

清补脾　　　　　　　　　　　　平肝清肺

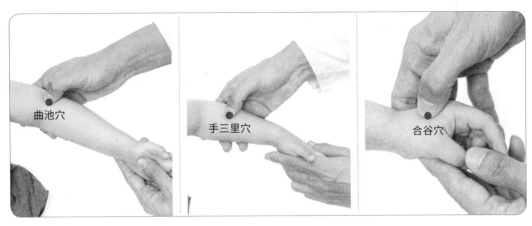

大肠经易堵塞穴位：曲池穴、手三里穴、合谷穴

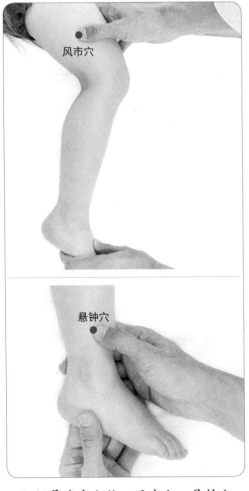

胆经易堵塞穴位：风市穴、悬钟穴

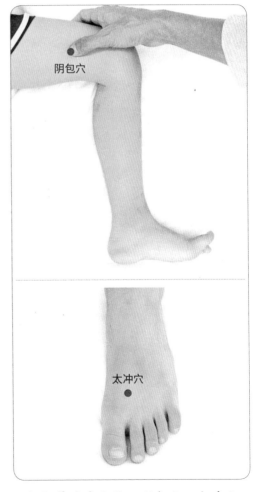

肝经易堵塞穴位：阴包穴、太冲穴

▼ 操作方法

1. 清补脾：用大拇指指腹，沿着孩子大拇指外侧从指根到指尖来回地快速轻推。每次推 10 分钟左右。

2. 平肝清肺：用大拇指或食指，沿着孩子的食指和无名指从指根推到指尖，动作要又轻又快。每次推 10 分钟左右。

3. 在探查到的痛点处，用大拇指指腹给孩子按揉 1 分钟左右，每天按揉 2~3 次，连续按揉几天，痛感减轻、消失后停止。疏通阴包穴一般会有僵紧的感觉，往往我会先用手掌根给孩子在阴包穴揉一揉，揉的时候如果他觉得疼了或痒了，我就用拳头的侧面或者手掌根轻轻地给他在这个位置拍一拍，振荡一下。

2. 孩子半夜腹泻的食疗方：鸭蛋羹

《圆运动的古中医学》中说："小儿半夜大便，最泄元气。此阴液不足，不能滋养肝木，半夜阳动，木气疏泄。宜鸭蛋调匀蒸熟拌饭自愈。鸭蛋养阴，诸药不及而无大弊，多调尤佳。"

现在的家长经常会给孩子蒸鸡蛋羹吃，如果孩子半夜腹泻，您可以经常给他蒸个鸭蛋羹吃。鸭蛋有很好的养阴作用，又没有副作用，是养阴补气的佳品。

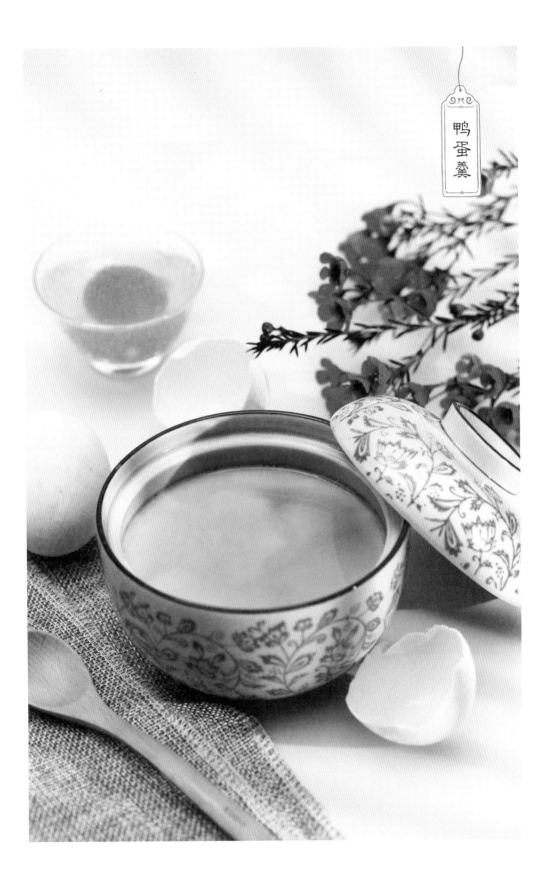

鴨蛋羹

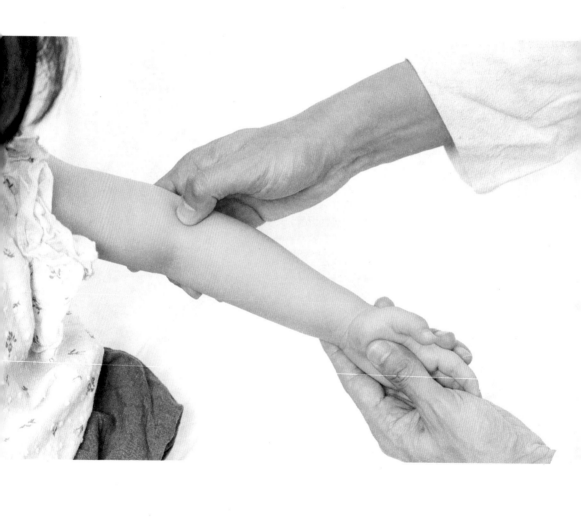

CHAPTER 11

如何让孩子
不积食、不便秘

孩子积食的
特效经络处方和食疗方

1. 孩子积食的症状

积食几乎是每个孩子在成长过程中都会遇到的一种状况。孩子积食主要是由于家长喂养不当伤了孩子的脾胃引起的。

积食的第一个辨证要点是孩子口中有酸腐味，然后是舌苔厚腻，甚至舌苔像豆腐渣一样形成一个像硬币的圆圈附着在舌头上。另外，积食还容易导致脾虚，进而引发感冒、腹泻、便秘等疾病。

2. 孩子积食的特效经络处方

在小儿推拿方案中，调理孩子积食要清补脾。您最好每天能抽出几分钟给孩子推一推大拇指外侧来清补脾，这对调养孩子的脾胃很有帮助。

另外，还要每天坚持给孩子捏脊五遍，晚上睡前捏最好。给孩子捏脊的过程就是给孩子的十二脏器一个助力，长期坚持对调养孩子的脾胃有很大的帮助。

　　孩子积食了，说明脾胃出了问题，从经络方面需要疏通脾经和胃经的易堵塞穴位。

　　您还可以每天给孩子点揉一下中脘穴。中脘穴在胃的上面，它能够促进胃肠蠕动，比如孩子食欲不振，积食了不想吃东西，

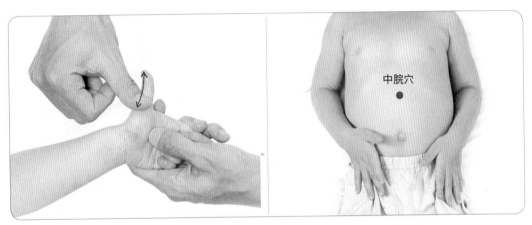

清补脾　　　　　　　　　　　　点揉中脘穴

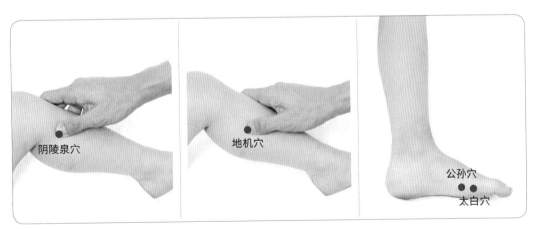

脾经易堵塞穴位：阴陵泉穴、地机穴、太白穴、公孙穴

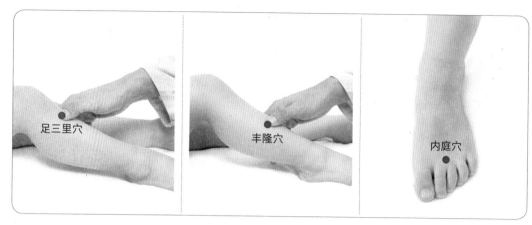

胃经易堵塞穴位：足三里穴、丰隆穴、内庭穴

点揉中脘穴之后，他的胃就会松弛一些，积食就会往下走，孩子慢慢地就会有食欲了。这些功夫都在平时。

▼ 操作方法

1. 清补脾：用大拇指指腹，沿着孩子大拇指外侧从指根到指尖来回地快速轻推。每次推 10 分钟左右。

2. 点揉中脘穴：用大拇指或食指指腹放在孩子的中脘穴上轻轻地按揉。每次按揉 1~2 分钟。

3. 在探查到的痛点处，用大拇指指腹给孩子按揉 1 分钟左右，每天按揉 2~3 次，连续按揉几天，痛感减轻、消失后停止。

4. 捏脊：让孩子趴在床上，您就可以快速地从他的尾骨下方开始，大拇指在后面、食指在前面捏住孩子脊柱两侧的皮肤向前推，擀这个皮，一直捏到肩颈部。每次捏 5 遍左右。

3. 给孩子消食化积的食疗方：山楂神曲麦芽饮

孩子积食了，可以给他煮一些山楂神曲麦芽饮来喝，能起到消食化积的作用。

山楂神曲麦芽饮

配方 焦麦芽、焦山楂、焦神曲、鸡内金各6克，冰糖适量。

用法 *1.* 将上述材料放入锅中，加入两碗清水煎煮，大火煮开后，小火煎煮15分钟即可。

2. 稍微晾凉后，给孩子代水喝就可以了。

叮嘱 山楂、神曲、麦芽都有消食化积的作用，尤其鸡内金的化食作用更强，而化积之品容易破气，会损伤孩子体内的气，所以不可以长期喝。您观察孩子的舌苔，在舌苔厚腻现象消失两三天后，这个代茶饮就可以停喝了。

孩子便秘的
特效经络处方

1. 探查和疏通孩子大肠经、肺经、脾经、胃经易堵塞穴位

便秘也是孩子经常遇到的问题。作为小孩来说，三四天不大便会很痛苦，家长也头疼。在这儿我就不辨证了，直接给出大家调理孩子便秘的经络方案。

不管是脾胃内伤导致的便秘，还是体内有热导致的便秘，有的孩子的大便像羊粪蛋一样，一个球、一个球的。这些都不用过多考虑，那您需要给孩子调哪些脏器呢？首先大肠肯定和孩子便秘有关系，脾、胃和孩子便秘也有一定的关系。然而您可能想不到，肺出了问题也可能会导致孩子便秘。

因为肺和大肠是表里关系，而且肺有一个作用，就是肺主肃降，我们体内降的力量是由肺来主导的。在前面第二章讲探查、疏通肺经易堵塞穴位的时候，我特别举了一个案例，就是有一个医生家的小女儿便秘好几天了，在他给女儿揉了肺经的孔最穴之后，孩子第二天就大便了。这种情况就是孩子肺部降的力量不够了，导致身体排便没有力量，就不去排，两三天之后大便集聚会变得特别干，就导致了便秘。

所以，在孩子便秘的时候，您首先给他探查大肠经、肺经和脾经、胃经上的易堵塞穴位，孩子哪个点疼，您就给他揉一揉，疏通一下，内部脏腑功能一恢复，大便也就通了。

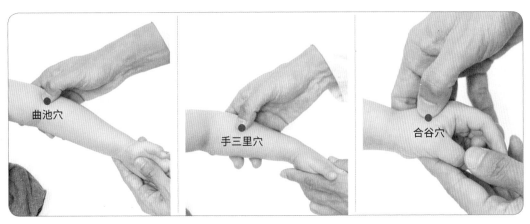

大肠经易堵塞穴位：曲池穴、手三里穴、合谷穴

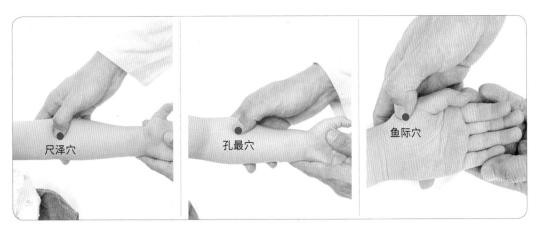

肺经易堵塞穴位：尺泽穴、孔最穴、鱼际穴

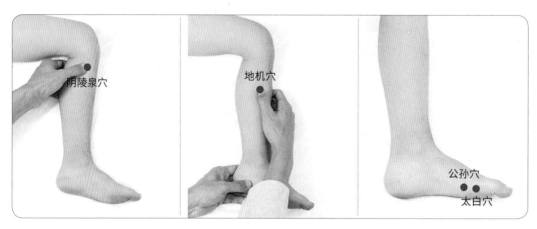

脾经易堵塞穴位：阴陵泉穴、地机穴、太白穴、公孙穴

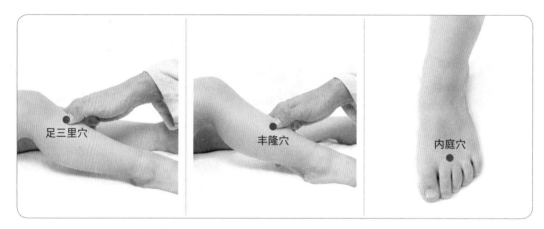

胃经易堵塞穴位：足三里穴、丰隆穴、内庭穴

▼ 操作方法

在探查到的痛点处，用大拇指指腹给孩子按揉 1 分钟左右，每天按揉 2~3 次，连续按揉几天，痛感减轻、消失后停止。在按揉合谷穴、鱼际穴时，一定不要揉那块肉，要揉在肉和骨头之间的缝上。疏通内庭穴的时候可以用食指和拇指给孩子轻轻地掐一掐，刺激一下。

2. 调理孩子便秘的急救法——点揉天枢穴、大横穴

如果孩子的肚子胀得不行，又哭又闹地排不出大便来，有一个救急的办法，就是您给他点揉天枢穴和大横穴，效果几乎是立竿见影。

给孩子点揉天枢穴和大横穴的时候一定是先从右侧开始，因为我们体内的升结肠位于腹部右侧上行大约二十厘米，然后左转成横结肠大概四十五厘米，然后下行成降结肠位于腹部左侧，这是结肠在腹部的行走线路。

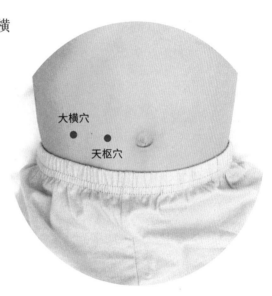

▼ 操作方法

用食指或中指指腹按揉孩子的天枢穴和大横穴，一般是先按揉肚脐右侧的穴位，再按揉左侧的。每侧按揉 1 分钟左右就可以了。

3. 每天睡前给孩子摩腹，让孩子每天都排出香蕉便

要想孩子每天都排出香蕉便，功夫在平时，您不能等到孩子三天不大便了再去给他按揉天枢穴、大横穴。具体而言，就是您每天睡前坚持给孩子摩腹，摩腹的力度要极轻，速度要极慢，越温柔越好，其实就是给腹部里面的脏腑一个助力，坚持几天之后，孩子的大便就正常了。

摩腹

您把手掌放在孩子的小肚皮上，手掌要跟孩子腹部的皮肤轻挨着，然后以肚脐为中心点，向上到胸骨剑突，向下可以到耻骨联合处，顺时针旋转 36 圈，逆时针旋转 36 圈。这个动作有一个要求，就是力度要极轻，速度要极慢。

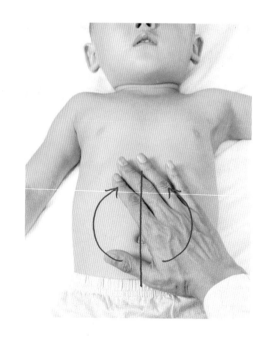

CHAPTER *12*

◆

儿童常见病的特效
经络处方和食疗方

孩子厌食的
特效经络处方和食疗方

　　现在的孩子或多或少都有过厌食、不想吃饭的情况。如果孩子偶尔不想吃饭，饿一顿没什么问题，但现在很多孩子是经常性没有食欲、不想吃饭，这您就要注意了。孩子长期吃得少，会导致营养不良，甚至贫血、佝偻病、免疫力低下等问题，对孩子的生长发育和智力发展都会有不好的影响。

1. 脾胃虚弱是孩子厌食的根本原因

　　导致孩子厌食、长期没有食欲的根本原因是脾胃虚弱。因为孩子的胃肠功能低下而引起的食欲不振，即使您强迫孩子吃了，也不能很好地转化吸收为身体所需的能量，反而会形成恶性循环，堵在胃里，让孩子的气血越来越虚弱，身体越来越差。

　　造成孩子脾胃虚弱的原因主要有三方面：

　　一是先天禀赋不足。这与母亲在怀孕期间身体虚弱、肾气不足，或者饮食过于生冷、营养不良、情志焦虑有关。

二是后天喂养不当。比如给孩子辅食添加得过早、过多，让孩子吃了太多大鱼大肉等肥甘厚味的食物，还有经常让孩子吃冰淇淋、冰镇饮料等偏凉性的食物……，这些都会损伤脾胃的消化能力。时间久了，孩子就会出现腹痛、腹胀、大便干结或腹泻、脸部晦暗没有光泽、口中有异味等症状。

三是滥用抗生素。很多家长看到孩子生病，会急于给孩子用一些抗生素类的药物，让病赶快好起来。然而抗生素是寒凉药，如果不辨体内寒热而随意使用（经常是静脉输液的给药途径），会损伤孩子的脾胃。

2. 孩子厌食的特效经络处方

既然孩子厌食是由脾胃虚弱引起的，想让孩子爱上吃饭，首先要把脾胃调理好。调理脾胃首先要疏通脾经和胃经上的易堵塞穴位，来恢复脾胃功能；按照五行的相生相克关系，脾胃属土，火生土，木克土，中医认为心包属火，肝属木，所以还要疏通心包经和肝经上的易堵塞穴位，来辅助调理脾胃功能。

在手穴方面，平肝清肺可以恢复肝肺的升降机制，让脾胃之气运转起来；孩子长期厌食会导致营养不良，时间久了肾气不足会影响发育，这时候可以通过揉二马来补元气。

另外，每天睡前坚持给孩子捏脊和摩腹，对调养孩子的脾胃有很大的帮助。

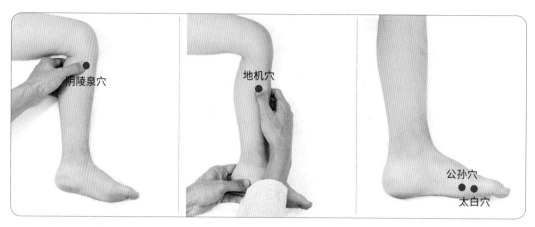

脾经易堵塞穴位：阴陵泉穴、地机穴、太白穴、公孙穴

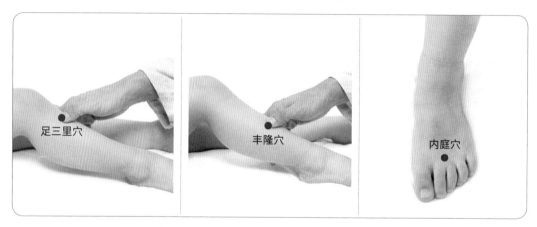

胃经易堵塞穴位：足三里穴、丰隆穴、内庭穴

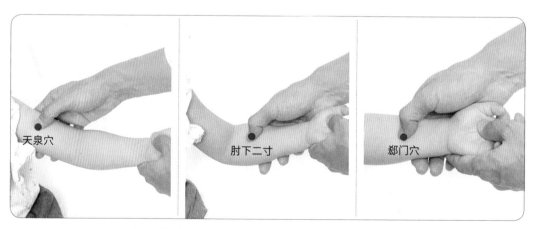

心包经易堵塞穴位：天泉穴、肘下二寸、郄门穴

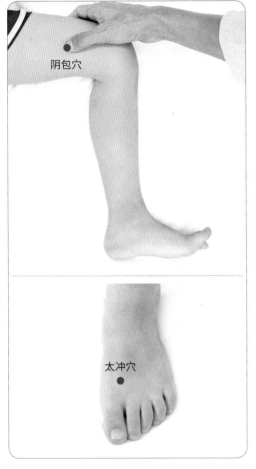

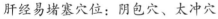

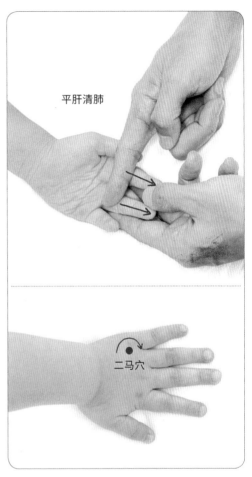

肝经易堵塞穴位：阴包穴、太冲穴

平肝清肺、揉二马

▼ 操作方法

1. 在探查到的痛点处，用大拇指指腹给孩子按揉 1 分钟左右，每天按揉 2~3 次。

2. 平肝清肺：用大拇指或食指，沿着孩子的食指和无名指从指根推到指尖，动作要又轻又快。每次推 10 分钟左右。

3. 揉二马：用大拇指指腹按住二马穴打圈按揉，每次按揉 1~2 分钟。

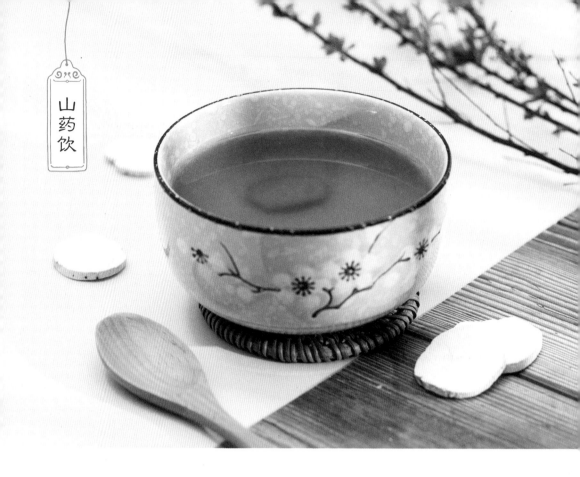

山药饮

3. 调理孩子厌食的食疗方：山药饮

山药饮

配方 怀山药 10 克。

用法
1. 将怀山药放入锅中，加入一碗清水，大火煮开后，转小火煎煮 15 分钟即可。

2. 稍微晾凉后，给孩子喝就可以了。每次喝 50 毫升左右，每日三次。

孩子口臭的
特效经络处方和食疗方

孩子口臭是胃中有积食的一种表现,呼出的气是一股酸腐味,舌头上有像豆腐渣一样的舌苔分布在中间。中医认为食物进入体内之后,胃主腐熟,脾主运化。孩子有口臭,说明他的胃功能下降、运转不畅,这时候如果遇到风寒侵袭更容易感冒发热。而脾胃受损还会影响体内营养的转化和吸收,长此以往,会影响孩子的生长发育。

1. 胃功能运转不畅是孩子口臭的根本原因

导致孩子口臭的根本原因在于他的胃功能受损、运转不畅,生活中常见原因有三个:

一是脾胃功能先天虚弱。孩子这种先天禀赋不足的情况在当今社会比较少见,如果是这种情况可以请当地中医慢慢调养。

二是后天喂养过度,超出孩子消化系统的负荷,损伤了脾胃。这种情况比较常见,家长总是担心孩子营养不够,就让孩子多饮、多食,反而损伤了脾胃。

三是偶尔暴饮暴食使孩子脾胃功能一时受损。比如，节假日亲友聚会，亲友长辈们轮流喂孩子吃一些肥甘厚味的食物，导致孩子娇弱的脾胃功能受损，食物在胃中难以被全部消化掉，而引发一时性的口气。

2. 孩子口臭的特效经络处方

孩子口臭，主要需要调理孩子的脾胃，给他按揉和疏通脾经、胃经上的易堵塞穴位，来恢复脾胃功能。而心包属火，火生土，因此心包经的易堵塞穴位也要探查、疏通。

给孩子调理口臭，还可以在肘窝刮痧或吮痧。

在手穴方面，揉板门、清补脾是健脾和胃的常用方法，平肝清肺的作用是促进体内的气机升降，进而促进脾胃的运转。

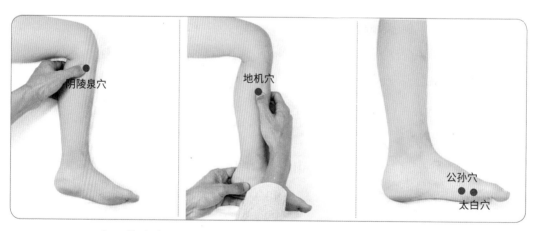

脾经易堵塞穴位：阴陵泉穴、地机穴、太白穴、公孙穴

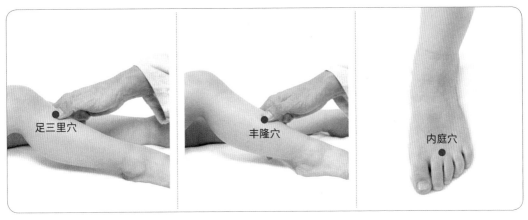

胃经易堵塞穴位：足三里穴、丰隆穴、内庭穴

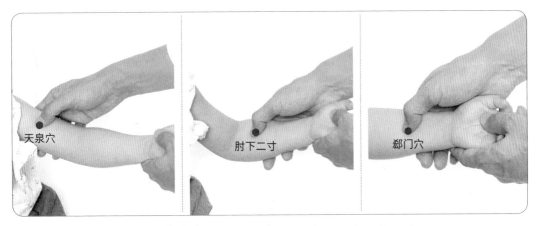

心包经易堵塞穴位：天泉穴、肘下二寸、郄门穴

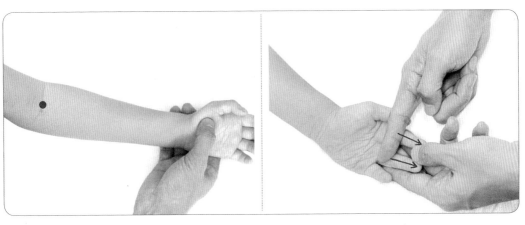

肘窝刮痧或吮痧　　　　　　　　　平肝清肺

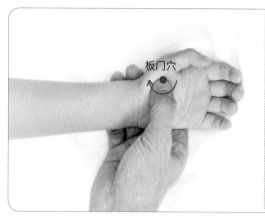
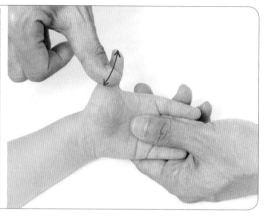

揉板门　　　　　　　　　　　　　　清补脾

▼ 操作方法

1. 在探查到的痛点处，用大拇指指腹给孩子按揉 1 分钟左右，每天按揉 2~3 次，连续按揉几天，痛感减轻、消失后停止。

2. 肘窝刮痧或吮痧：在孩子的肘窝处擦好刮痧油，用刮痧板轻轻刮拭 1 分钟左右，出痧为止；或者家长把嘴固定在孩子的肘窝处吮痧，出痧为止。

3. 揉板门：用大拇指指腹按住孩子板门穴处的筋头状物，慢慢地、轻轻地揉一揉。每次揉 1~2 分钟。

4. 平肝清肺：用大拇指或食指，沿着孩子的食指和无名指从指根推到指尖，动作要又轻又快。每次推 10 分钟左右。

5. 清补脾：用大拇指指腹，沿着孩子大拇指外侧从指根到指尖来回地快速轻推。每次推 10 分钟左右。

孩子呕吐的
特效经络处方和食疗方

1. 孩子呕吐，多是喂养不当导致的

孩子吃多了或者肚子受凉了，经常会呕吐。常见的孩子呕吐，多是喂养不当导致的，比如吃得过多超出了脾胃的负荷，或者是吃的食物过于寒凉；还有一种情况是，天气突然变冷而没有及时给孩子添加衣物，导致脾胃受凉，也会引起呕吐。

遇到上面的情况，身体本能的会通过呕吐的方式将废物排出体外，所以不用过于担心，但要时刻关注孩子，避免呕吐物吸入气管，引发窒息。

如果孩子是频繁呕吐、喷射状呕吐，或者伴有腹泻、腹痛等其他症状，家长要予以重视，这可能是身体其他器官出现了问题，需要马上就医。

2. 孩子呕吐的特效经络处方

孩子出现呕吐的情况，可以给他疏通胃经、大肠经上的易堵

塞穴位，来帮助肠胃恢复消化功能，促进胃肠蠕动。中医认为肘窝对应的是胃，在肘窝刮痧有降逆和胃的作用，能促进身体气机下降，之后恶心反胃的感觉就会减轻。

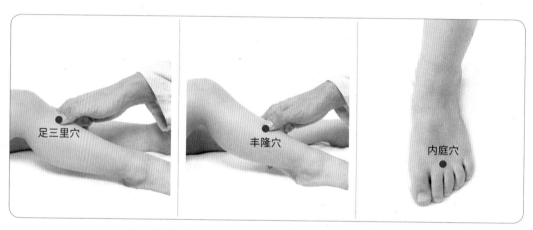

胃经易堵塞穴位：足三里穴、丰隆穴、内庭穴

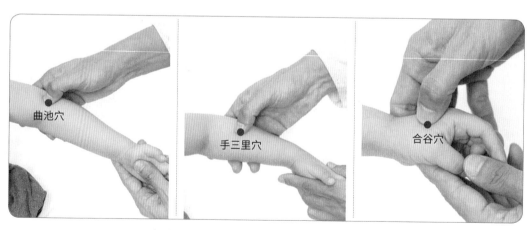

大肠经易堵塞穴位：曲池穴、手三里穴、合谷穴

▼ 操作方法

在探查到的痛点处，用大拇指指腹给孩子按揉 1 分钟左右，每天按揉 2~3 次，连续按揉几天，痛感减轻、消失后停止。疏通内庭穴的时候可以用食指和拇指给孩子轻轻地掐一掐，刺激一下。

3. 呕吐伴有腹泻，给孩子喝炒米水来调理

如果孩子是偶尔吃多了，一时性的呕吐，那么平时合理喂养，给孩子吃清淡一些，避免暴饮暴食就可以了。如果孩子呕吐并伴有腹泻，可以给他用炒米水代替水喝来调理脾胃。

炒米水

配方 大米 50 克。

用法
1. 将大米放入锅中，炒至微焦。
2. 加入清水大火烧开后，转小火煮 15 分钟左右即可。在孩子口渴时代水喝。

叮嘱 如果孩子频繁呕吐，需要立即就医。

孩子腹胀的
特效经络处方和调治妙招

1. 吃得过多、饮食寒凉，都会引起孩子腹胀

孩子有时候会肚子疼，小肚子胀胀的，这多半是肠胃消化出了问题，还伴有食欲不佳、哭闹等情况。究其原因，这是孩子饮食过饱导致了消化不良，或者饮食寒凉，水果、牛奶、酸奶等寒凉食物吃得过多，或者天气寒冷导致脾胃受寒引起的。

有些家长总担心孩子吃不好、吃不饱，明明孩子已经吃饱了，还追着喂，这都增加了肠胃消化的负担。久而久之，胃肠功能下降，吃进去的食物消化不及时就会出现腹痛、腹胀。

中医在饮食方面不主张过多食用生冷黏滑的食物，然而现在到处都是水果、牛奶、酸奶等寒凉食物，甚至孩子很小就给他吃雪糕、喝冷饮。孩子脾胃娇嫩，这些食物会使他的胃肠蠕动能力下降，容易引起消化不良而腹胀。水果、牛奶、酸奶等都属于寒凉食物，平时可以让孩子适当吃一些，但一定不能过度。

另外，在天气寒冷时要注意给孩子的腹部保暖，避免脾胃受寒。

2. 孩子腹胀的特效经络处方

因为是脾胃、肠道问题引起的腹胀，所以调理孩子腹胀要疏通脾经、胃经、大肠经上的易堵塞穴位，给孩子在肘窝处吮痧，手穴方面可以给孩子揉板门和清补脾。

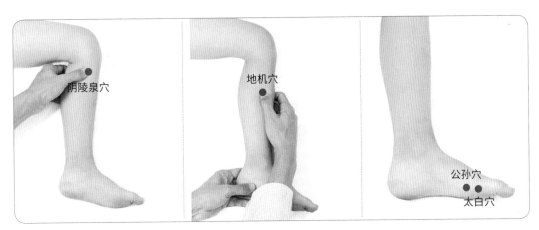

脾经易堵塞穴位：阴陵泉穴、地机穴、太白穴、公孙穴

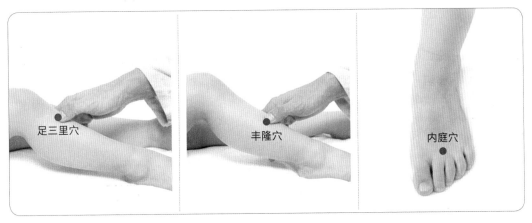

胃经易堵塞穴位：足三里穴、丰隆穴、内庭穴

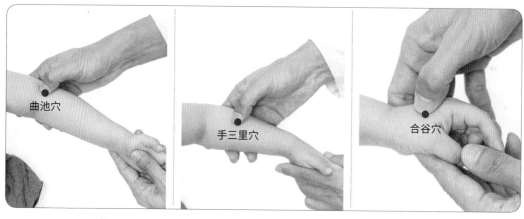

大肠经易堵塞穴位：曲池穴、手三里穴、合谷穴

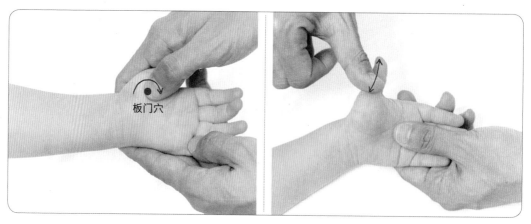

揉板门　　　　　　　　　　清补脾

▼ 操作方法

1. 在探查到的痛点处，用大拇指指腹给孩子按揉 1 分钟
   左右，每天按揉 2~3 次，连续按揉几天，痛感减轻、
   消失后停止。

2. 揉板门：用大拇指指腹按住孩子板门穴处的筋头状物，
   慢慢地、轻轻地揉一揉。每次揉 1~2 分钟。

3. 清补脾：用大拇指指腹，沿着孩子大拇指外侧从指根到
   指尖来回地快速轻推。每次推 10 分钟左右。

3. 受寒引起的腹胀，用粗盐炒热装袋敷肚脐

　　如果孩子因为受寒引起了腹胀，可以把粗盐炒热装到布袋中热敷肚脐来调治。可以反复多次，同时注意布袋的温度，以免烫伤孩子。

粗盐热敷肚脐

配方　粗盐适量。

用法　　*1.* 将粗盐炒热，装入一个小布袋中。

　　　　2. 将装有炒热后粗盐的小布袋放到孩子的肚脐上热敷半小时，让热气缓缓地渗透到肚脐中。

　　　　3. 半小时后再次把布袋中的盐加热，放到孩子肚脐上热敷。

叮嘱　如果孩子持续腹痛、腹胀得不到缓解，需要及时就医。

孩子哮喘、慢性支气管炎的
特效经络处方及日常养护

1. 孩子哮喘、慢性支气管炎的症状表现

哮喘是一种严重危害儿童身体健康的常见呼吸道疾病。孩子哮喘常表现为反复发作的咳嗽、喘鸣和呼吸困难，严重影响孩子的学习、生活，甚至生长发育。不少患哮喘的孩子由于治疗不及时或治疗不当，使肺功能受损，最终发展为成人哮喘而迁延不愈。严重的哮喘发作，如果没有得到及时有效的治疗，甚至有致命危险。

孩子得了慢性支气管炎，常表现为频繁咳嗽、咳痰、胸痛等。刚开始的时候孩子可能会频繁干咳，慢慢地支气管出现分泌物，会咳出痰来，甚至是浓痰。当支气管的炎症程度比较重，或者发生支气管痉挛时，孩子在呼气时会有喘憋的情况；持续的咳嗽还会导致孩子胸痛等症状表现。

中医认为肺主皮毛，肺为娇脏，比较娇嫩，最容易受到外邪的侵袭，不论寒邪、热邪，都很容易伤肺。如果肺部受到损伤治疗不及时或者治疗不彻底，留有隐患，很容易形成慢性气管炎，遇到一些外界诱因（受寒、饮食厚味、空气污染等）就会发作。

2. 孩子哮喘、慢性支气管炎的特效经络处方

孩子哮喘、慢性支气管炎都是呼吸系统出了问题，所以要疏通肺经上的易堵塞穴位来强化肺的功能。中医认为肺与大肠是表里关系，疏通大肠经有间接调理肺的作用，如果大便通畅，还能避免火气犯肺，所以还要疏通大肠经上的易堵塞穴位。

脾为气血生化之源，而肺经起于中焦脾，脾生化的气血会滋养肺，所以还需要疏通脾经上的易堵塞穴位。久咳伤肾，肾经的循行线路也经过肺，疏通肾经上的易堵塞穴位，固肾气的同时还可以给肺提供能量，保持气道通畅，所以调治孩子的哮喘、慢性支气管炎，还需要疏通肾经上的易堵塞穴位。

手穴方面可以给孩子平肝清肺和揉二马，来间接地调养肺脏。

另外，每周给孩子做一次颈背部脊柱和两侧膀胱经吮痧，可以及时清理孩子肌表的外邪，预防感冒发热，防止哮喘、气管炎发作。

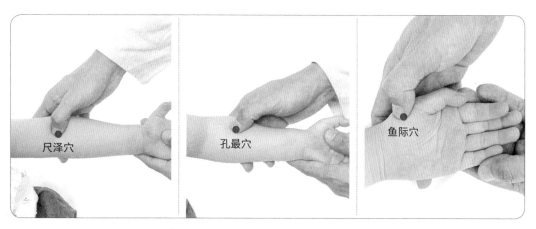

尺泽穴　　孔最穴　　鱼际穴

肺经易堵塞穴位：尺泽穴、孔最穴、鱼际穴

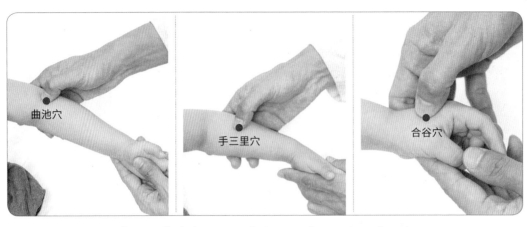

大肠经易堵塞穴位：曲池穴、手三里穴、合谷穴

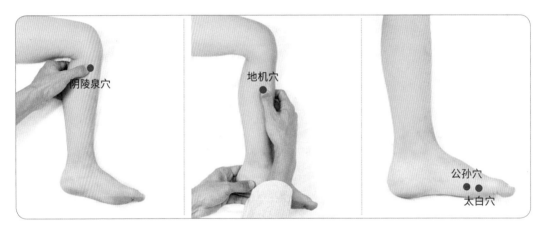

脾经易堵塞穴位：阴陵泉穴、地机穴、太白穴、公孙穴

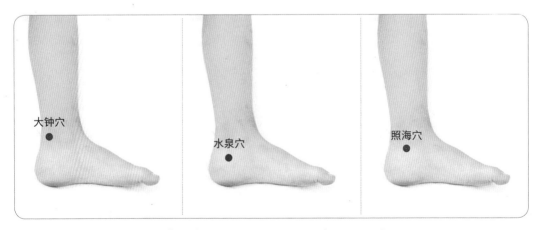

肾经易堵塞穴位：大钟穴、水泉穴、照海穴

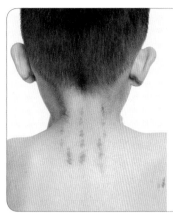
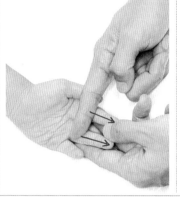
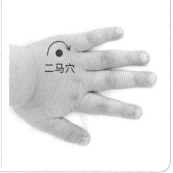

吮痧　　　　　　　　平肝清肺　　　　　　　揉二马

▼ 操作方法

1. 在探查到的痛点处，用大拇指指腹给孩子按揉 1 分钟左右，每天按揉 2~3 次。按揉鱼际穴、合谷穴的时候要揉那里的骨头缝，而不是那块肌肉。

2. 揉二马：用大拇指指腹按住二马穴打圈按揉，每次按揉1~2 分钟左右。

3. 平肝清肺：用大拇指或食指，沿着孩子的食指和无名指从指根推到指尖，动作要又轻又快。每次推 10 分钟左右。

4. 吮痧：让孩子以舒服的姿势坐着或趴着，家长用嘴沿督脉和两侧膀胱经从发际吮吸至肩背部，直至不能吮吸出痧为止。

3. 有哮喘、慢性支气管炎的孩子，
在日常养护中要远离寒凉

对于有哮喘、慢性支气管炎的孩子，在日常养护中饮食起居要远离寒凉。《难经·四十九难》中说"形寒饮冷则伤肺"，不论是外在受寒还是饮食生冷，都会对孩子娇嫩的肺产生影响。而有些家长经常给孩子吃一些寒凉的水果、酸奶，甚至冰淇淋等冷饮，很容易诱发哮喘、慢性支气管炎。如果您的孩子有哮喘、慢性支气管炎，您一定要帮孩子守住这一关，坚持半年不给孩子吃寒凉的东西，不让孩子受寒，给身体自我调节的机会，这些病的发作频率就会大幅下降。

一定要记住切勿给孩子滥用抗生素。因为抗生素是寒凉的，孩子感冒发热时一定要请专业医生诊疗，不要自作主张，乱用抗生素，以免雪上加霜。另外，对于过敏性哮喘，在自我调理的同时，要远离过敏原。

孩子鼻炎的
特效经络处方

1. 孩子鼻炎，多是由受寒引起的

孩子鼻炎主要发病在早晨起床、季节转换或者突然变换了环境的时间段内，多表现为鼻塞、流涕、鼻痒、打喷嚏。

孩子偶尔打喷嚏可能是外界异物或者寒邪一时侵入了体表的反应，但如果是持续打喷嚏则说明身体里面累积的异物有些多了。

为什么孩子早晨起床后往往会喷嚏连连？这是因为休息了一夜，养精蓄锐后身体正气充足，开始主动驱赶体内的邪气。为什么春季鼻炎容易发作？这是因为冬天的主旋律是潜藏，阳气收敛，而春回大地后，人体内的阳气增强，开始驱除体内邪气。有些人的鼻炎容易在秋季发作，这是身体在收敛闭藏前主动清理夏季积攒的邪气。

这个邪气是什么呢？如果孩子流出来的是清稀的鼻水，舌头不红，舌苔不黄，那这个邪气就是体内积累的寒气。

现在孩子得鼻炎的年龄越来越小，这与现代的生活方式有很大关系，不良的生活习惯使孩子体内积聚了大量的寒气。如果孩子被确诊为寒性鼻炎，您要从以下几个方面进行反思：

第一，**饮食寒凉**。冰镇饮料、雪糕、冰淇淋成为孩子常吃的食品；水果的作用被过度放大，导致家长认为给孩子多吃水果总是没有坏处的，然而水果多为寒性，孩子吃了过多的水果，最终导致寒邪进入体内。

第二，**外感受寒**。在夏天，空调吹出的冷气在空中盘踞，孩子在户外玩耍后，如果满身大汗进入室内，寒气就会循着张开的毛孔侵袭肌表，这时候正气充足的小朋友可能会用咳嗽、发热这些本能反应来驱除寒气；如果寒邪没有被完全驱除出去，寒气就会在体内逐渐蓄积。所以在夏天，一定要避免孩子在毛孔张开的时候吹冷风。

第三，**滥用抗生素**。抗生素性寒凉，对治疗身体热性表现的一些病症（舌红、苔黄、便秘）效果明显。当孩子体内有寒邪的时候可能也会有发热的表现，但这时用抗生素就会适得其反。

2. 孩子鼻炎的特效经络处方

调治鼻炎，要先调理与鼻子有关的经络，"肺开窍于鼻"，大肠经止于鼻旁，所以要疏通肺经、大肠经上的易堵塞穴位；同时，疏通膀胱经上的易堵塞穴位，可以促使外感寒邪排出；粗盐炒热敷肚脐可以清理中焦脾胃里的寒气。在手穴方面，可以给孩子清补脾、平肝清肺、揉二马来健脾养肺，驱散体内的寒邪。

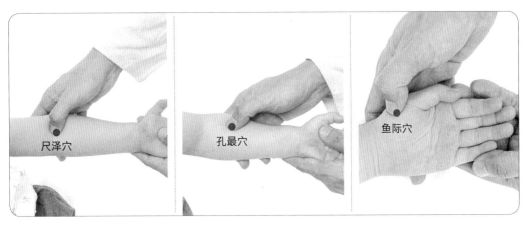

肺经易堵塞穴位：尺泽穴、孔最穴、鱼际穴

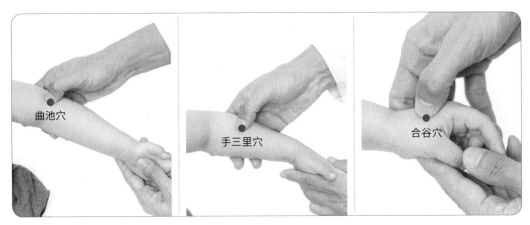

大肠经易堵塞穴位：曲池穴、手三里穴、合谷穴

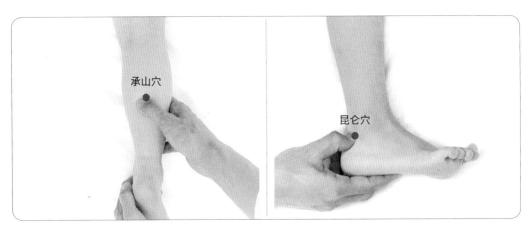

膀胱经易堵塞穴位：承山穴、昆仑穴

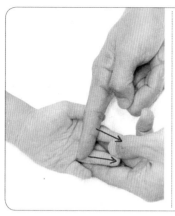

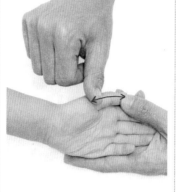

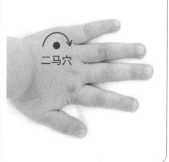

二马穴

平肝清肺　　　　　　　　清补脾　　　　　　　　揉二马

▼ 操作方法

1. 在探查到的痛点处，用大拇指指腹给孩子按揉 1 分钟左右，每天按揉 2~3 次。按揉鱼际穴、合谷穴的时候要揉那里的骨头缝，而不是那块肌肉。

2. 清补脾：用大拇指指腹，沿着孩子大拇指外侧从指根到指尖来回地快速轻推。每次推 10 分钟左右。

3. 平肝清肺：用大拇指或食指，沿着孩子的食指和无名指从指根推到指尖，动作要又轻又快。每次推 10 分钟左右。

4. 揉二马：用大拇指指腹按住二马穴打圈按揉，每次按揉 1~2 分钟。

孩子扁桃体发炎的
特效经络处方

1. 预防扁桃体发炎，首先要防止感冒

扁桃体可以说是呼吸道的门户，尤其在孩子小时候，它是个活跃的免疫器官，能抑制和消灭从孩子口鼻进入体内的细菌和病毒，对身体形成保护。

孩子得了急性扁桃体炎，往往会出现下面这些症状：发热、咳嗽、咽喉肿痛、严重时高热不退、吞咽困难。预防扁桃体发炎，首先要防止感冒，孩子一旦感冒发热了要及时治疗。

2. 孩子扁桃体发炎的特效经络处方

孩子扁桃体发炎，多是由外感引起的，寒邪入里，扁桃体会出现红肿热痛的症状。给孩子调治扁桃体发炎，首先要疏通肺经和膀胱经上的易堵塞穴位，来驱除进入体表的寒邪；同时还要疏通肾经上的易堵塞穴位，提升孩子体内的正气，另外肾经经过咽喉，按揉肾经上的易堵塞穴位时，咽部痛感会减轻。

孩子扁桃体发炎时，还可以给他在大椎穴吮痧。因为大椎穴的位置正对着前面的咽喉，这时候给孩子吮痧可以缓解扁桃体疼痛、肿胀。吮痧时，吮的面积可以大一点，大椎穴上、下的位置都要吮吸。

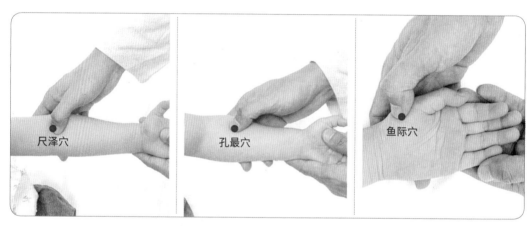

肺经易堵塞穴位：尺泽穴、孔最穴、鱼际穴

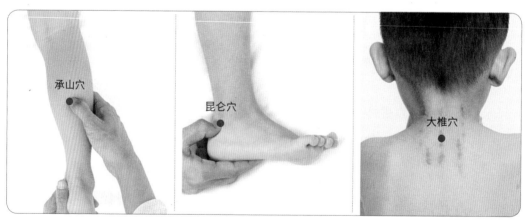

膀胱经易堵塞穴位：承山穴、昆仑穴　　　　　大椎穴吮痧

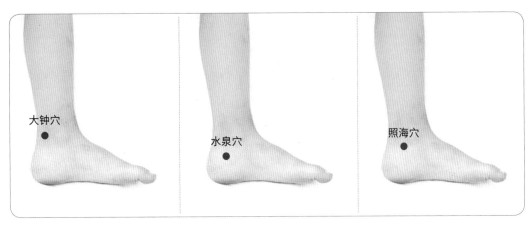

肾经易堵塞穴位：大钟穴、水泉穴、照海穴

▼ 操作方法

1. 在探查到的痛点处，用大拇指指腹给孩子按揉 1 分钟左右，每天按揉 2~3 次，连续按揉几天，痛感减轻、消失后就可以停止了。

2. 大椎穴吮痧：在孩子的大椎穴及周围吮吸，直到出痧为止。

最后要告诉各位家长，如果您的孩子扁桃体发炎了，不到万不得已，一定不要给他摘除扁桃体。孩子扁桃体发炎的时候很痛苦，所以您平时要给他做好预防，让他尽量少感冒，孩子不感冒，扁桃体一般就不会发炎。您可以每周给孩子在颈背部脊柱和两侧膀胱经吮痧，来预防外感风寒。

孩子长得瘦小的
特效经络处方

现在很多家长都为孩子长得瘦小而焦虑，总担心孩子长不高。其实孩子瘦小，要分情况来看。如果父母本身都是比较瘦小的，那您不用焦虑，因为这是遗传导致的，先天如此，一般不会是孩子的身体出了什么问题。您只要平时让孩子正常吃饭，再加上合理的经络穴位推拿按摩和运动，让孩子在遗传的基础上能尽量高大强壮一些就可以了。如果父母的身高、体重正常，孩子与同龄小朋友相比明显瘦弱、矮小，就需要带孩子去医院进行检查诊治了。

1. 增强孩子体质的特效经络处方

中医认为脾胃为后天之本，孩子长得慢、身形瘦小，要从调理脾胃入手。调理脾胃，首先要按揉和疏通脾经、胃经上的易堵塞穴位；同时肝气不舒，也会影响脾胃的消化和吸收，身体瘦弱的孩子往往肝强脾弱，因此，还要疏通肝经上的易堵塞穴位。

　　另外，每天睡前给孩子捏脊 3~5 遍，不仅能健脾，还能给十二脏腑一个助力，让十二脏腑都能更好地运转。

　　每天给孩子轻擦涌泉穴，也能调动他体内的元气，促进生长。

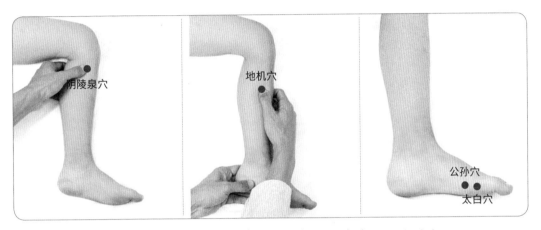

脾经易堵塞穴位：阴陵泉穴、地机穴、太白穴、公孙穴

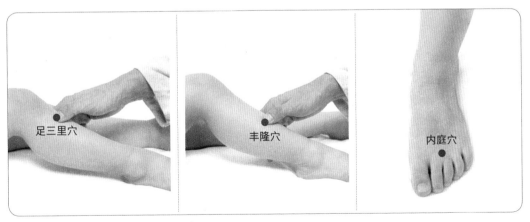

胃经易堵塞穴位：足三里穴、丰隆穴、内庭穴

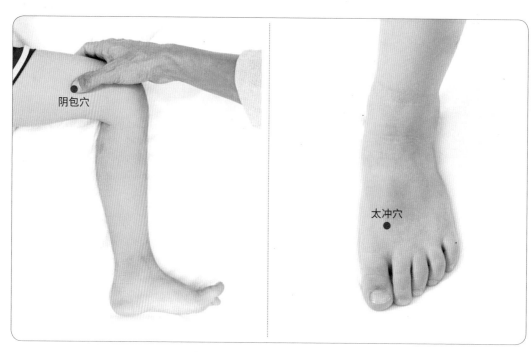

肝经易堵塞穴位：阴包穴、太冲穴

▼ 操作方法

在探查到的痛点处，用大拇指指腹给孩子按揉 1 分钟左右，每天按揉 2~3 次，连续按揉几天，痛感减轻、消失后停止。疏通阴包穴一般会有僵紧的感觉，往往我会先用手掌根给孩子在阴包穴那揉一揉，揉的时候如果他觉得疼了或痒了，我就用拳头的侧面或者手掌根轻轻地给他在这个位置拍一拍，振荡一下。

2. 每天睡前给孩子捏脊

让孩子趴在床上，您就可以快速地从他的尾骨下方开始，大拇指在后面、食指在前面捏住孩子脊柱两侧的皮肤向前推，撵这个皮，一直捏到肩颈部。每次捏 3~5 遍。

3. 擦涌泉，固肾气促发育

在脚底板上（不包括脚趾），在足底的纵向正中线上，上三分之一和下三分之二的交汇处，刚好是一个小小的凹陷，这里就是涌泉穴。

操作方法

涌泉穴是肾经上的一个穴位，它能固肾气，对促进肾气的释放有很大的帮助。您可以让孩子躺在床上，用以下两种方法来擦涌泉穴：

第一种方法是用大拇指指肚在涌泉穴上轻擦。每次轻擦一分钟左右，穴位处有点微热的感觉就可以了。如果孩子能接受这个动作，不觉得痒，您就用这个动作。

第二种方法是用您手掌的侧面，即小鱼际，快速地轻擦涌泉穴。每次轻擦一分钟左右，穴位处有点微热的感觉就可以了。

脾胃虚弱的孩子，一般会食欲差或者消化不良，您在给孩子进行经络调理的同时，可以给他口服八珍粉、吃八珍糕来辅助调理脾胃。

"小胖墩儿"的
特效经络处方

生活中，我们经常见到一些"小胖墩儿"。都说孩子胖乎乎的可爱，但如果孩子过于肥胖，对他的身体健康、生长发育也不好。研究显示，孩子肥胖会导致脂肪代谢异常、糖代谢异常，这也是儿童糖尿病的早期表现。此外，肥胖对于青少年心理也会产生很大的影响。

过于肥胖的孩子往往都是吃得太多，家长喂养过度引起的，所以首先要从喂养方式上反思，如果孩子饭量过大，您就要给他适度节食，让他合理饮食。其次要调节孩子脏腑的功能，促进体内堆积的脂肪代谢出去。

1. 给孩子减肥，脾经、胃经、三焦经和胆经要通畅

肥胖问题累及多个脏器，给孩子疏通脾经、胃经上的易堵塞穴位，恢复脾胃的运化功能，能将食物转化成孩子生长发育所需要的营养而不是脂肪；脂肪的代谢转化与三焦经、胆经有关，因此，还要疏通三焦经和胆经上的易堵塞穴位。

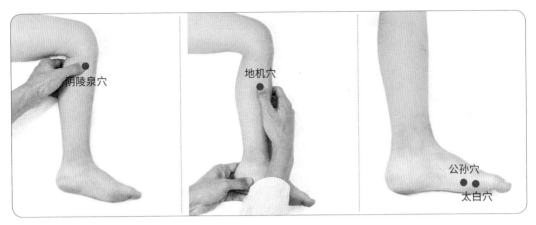

脾经易堵塞穴位：阴陵泉穴、地机穴、太白穴、公孙穴

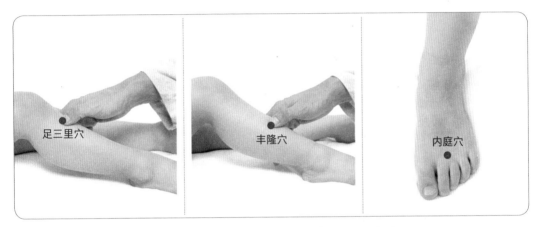

胃经易堵塞穴位：足三里穴、丰隆穴、内庭穴

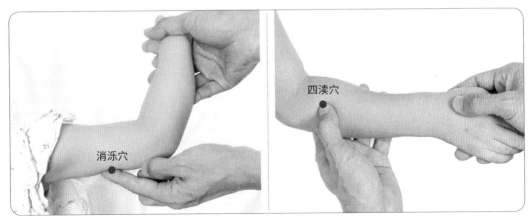

三焦经易堵塞穴位：消泺穴、四渎穴

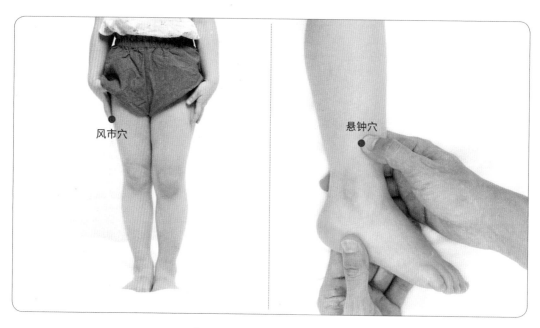

胆经易堵塞穴位：风市穴、悬钟穴

▼ 操作方法

在探查到的痛点处，用大拇指指腹给孩子按揉 1 分钟左右，每天按揉 2~3 次。

2. 每天睡前给孩子捏脊

让孩子趴在床上，您就可以快速地从他的尾骨下方开始，大拇指在后面、食指在前面捏住孩子脊柱两侧的皮肤向前推，搋这个皮，一直捏到肩颈部。每次捏 3~5 遍。

孩子湿疹的
特效经络处方和日常养护方

儿童湿疹可以分为两类：一类是一岁以前吃母乳的小婴儿湿疹，称为婴儿湿疹，也叫奶癣；另一类是一岁以上开始添加辅食的孩子湿疹，叫作小儿湿疹。

二到三个月大的小婴儿经常会得湿疹，小脸的两侧出现红斑、小疹子、水疱、渗出液等症状，随着小婴儿长到六个月后症状逐渐减轻，一岁半后大多数婴儿会自愈。

不同的孩子得了小儿湿疹，症状也轻重不一。初起时多为红斑或小红疹子，因病情加重湿疹可能会逐渐增多，出现小水疱、糜烂、结痂等情况。病情可能时好时坏，反复发作。孩子有时候会很痒，会哭闹、躁动不安，甚至因为搔抓而引发感染，需要尽早进行调治。

1. 孩子得了湿疹，要从肺经、脾经、膀胱经上来调

肺主皮毛，皮肤上的任何问题都可以通过调理肺来治疗，脾主运化，能够把孩子吃进去的食物运化为营养物质以便身体吸收，

如果孩子脾虚，脾的运化能力下降，就会影响水的代谢吸收，不
被吸收的水就会成为"废水"囤积在体内，进而影响到皮肤。另
外，中医认为膀胱主水代谢。因此，给孩子调治湿疹就要疏通肺
经、脾经、膀胱经上的易堵塞穴位。

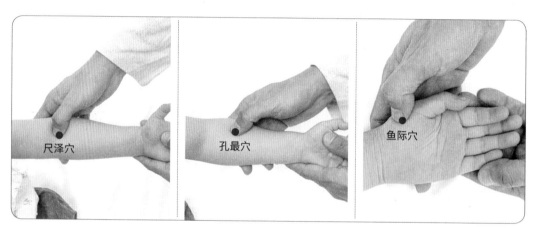

肺经易堵塞穴位：尺泽穴、孔最穴、鱼际穴

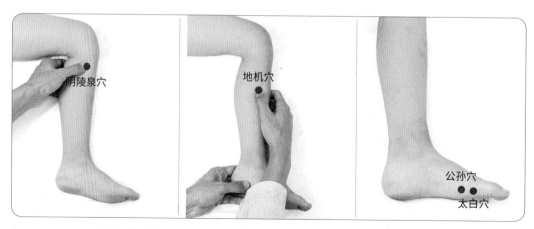

脾经易堵塞穴位：阴陵泉穴、地机穴、太白穴、公孙穴

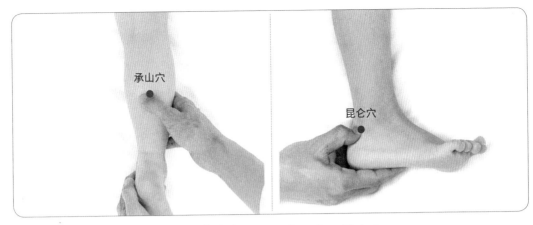

膀胱经易堵塞穴位：承山穴、昆仑穴

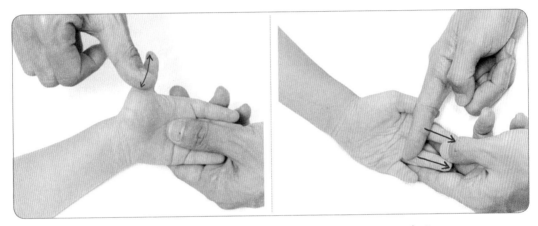

清补脾   平肝清肺

▼ 操作方法

1. 在探查到的痛点处，用大拇指指腹给孩子按揉 1 分钟左右，每天按揉 2~3 次，连续按揉几天，痛感减轻、消失后停止。

2. 清补脾：用大拇指指腹，沿着孩子大拇指外侧从指根到指尖来回地快速轻推。每次推 10 分钟左右。

3. 平肝清肺：用大拇指或食指，沿着孩子的食指和无名指从指根推到指尖，动作要又轻又快。每次推 10 分钟左右。

2. 孩子得了湿疹，家长平时要注意什么？

俗话说：湿疹，三分靠治七分靠养。那么孩子得了湿疹，家长在日常养护中要注意些什么呢？首先，如果您的宝宝在吃母乳期间得了湿疹，您要给他做好皮肤护理，可以给宝宝涂婴儿护肤霜来保护皮肤。随着孩子长大，断奶之后多数情况下湿疹会自动痊愈，所以家长不用过于担心和盲目用药。

另外，不健康的生活方式，比如给孩子过度饮水，过多地吃水果、酸奶、牛奶等寒凉食物，是导致孩子体内湿气过盛，进而诱发湿疹的根本原因。如果您的孩子已经得了湿疹，您就一定要让他远离这些食物，尊重孩子身体的感受，坚持让孩子不饮、不吃寒凉食物，从生活细节入手，让孩子远离湿疹。

孩子尿床的
特效经络处方

一般来说，孩子在三四岁的时候尿床是正常的，但是如果 4 岁以上还频繁尿床就不正常，需要治疗了。

孩子尿床需要固肾气，
疏通脾经、肾经、膀胱经来调理

在中医看来，肾主闭藏与开阖，对于孩子频繁尿床的，需要固肾气，疏通肾经和膀胱经上的易堵塞穴位。同时，脾的运化功能对于水的代谢有很大影响，而孩子一般白天运动量比较大，比较累，脾的功能就会下降，夜间就容易尿床，所以需要疏通脾经上的易堵塞穴位。恢复这三大脏器的功能，调节孩子体内的水液代谢，有助于缓解孩子尿床。

平时多给孩子轻擦涌泉穴是固肾气的重要手段，您可以每天晚上睡前给孩子做。另外，揉二马同样能起到大补元气、固肾气的作用。

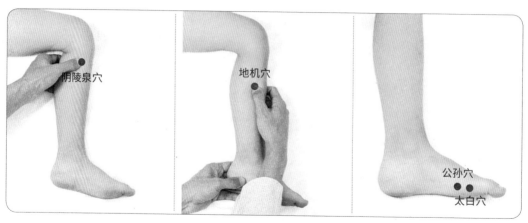

脾经易堵塞穴位：阴陵泉穴、地机穴、太白穴、公孙穴

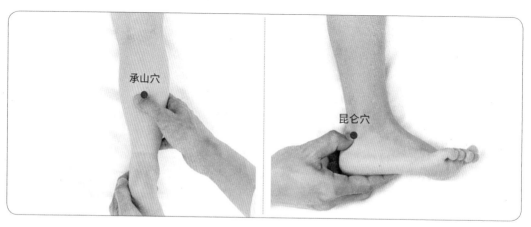

膀胱经易堵塞穴位：承山穴、昆仑穴

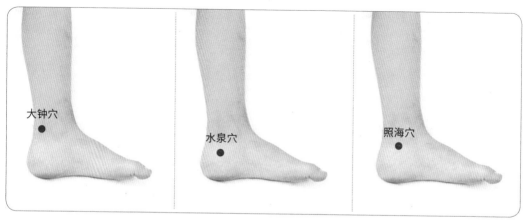

肾经易堵塞穴位：大钟穴、水泉穴、照海穴

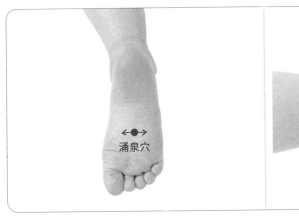

涌泉穴

擦涌泉

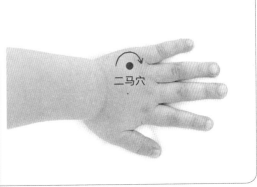

二马穴

揉二马

▼ 操作方法

1. 在探查到的痛点处，用大拇指指腹给孩子按揉 1 分钟左右，每天按揉 2~3 次，连续按揉几天，痛感减轻、消失后停止。

2. 擦涌泉：用手掌的侧面，即小鱼际，快速地轻擦涌泉穴。每次轻擦 1 分钟左右，穴位处有点微热的感觉就可以了。

3. 揉二马：用大拇指指腹按住二马穴打圈按揉，每次按揉 1~2 分钟。

孩子流鼻血的
特效经络处方

1. 为什么孩子在春天容易流鼻血呢？

很多孩子经常在春天流鼻血，在夏天天气炎热和秋冬季节干燥时也会偶尔流鼻血，但一般情况下能很快止住，您不用太担心。

为什么孩子在春天容易流鼻血呢？春天时，潜藏了一个冬天的阳气开始释放，整个自然界都是生机勃勃的，而人与宇宙、自然是同频的，孩子的身体比成年人更接近自然，更容易顺应天地的状态。同时，小孩子的阳气旺盛、生长力强，他体内阳气向上，生发的力量更强劲，而鼻腔黏膜的血管壁很薄，所以孩子春天容易通过流鼻血的方式释放能量，给身体减压。不过，因为孩子的气血比较旺盛，一般流鼻血后都能自动修复。

2. 孩子流鼻血，要疏通肺经、肝经上的易堵塞穴位

中医认为肝气主升、肺气主降，当身体的升降气机失常时，气血往上冲，降不下来就容易流鼻血。因此，如果孩子经常流鼻

血，您可以给他疏通肺经和肝经上的易堵塞穴位，来调节体内气机的升降，这样就可以减少流鼻血了。

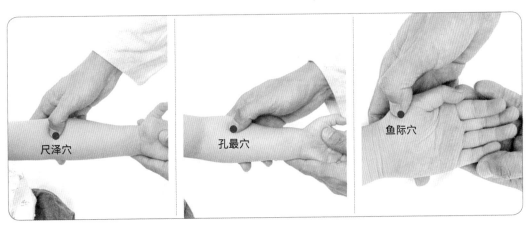

肺经易堵塞穴位：尺泽穴、孔最穴、鱼际穴

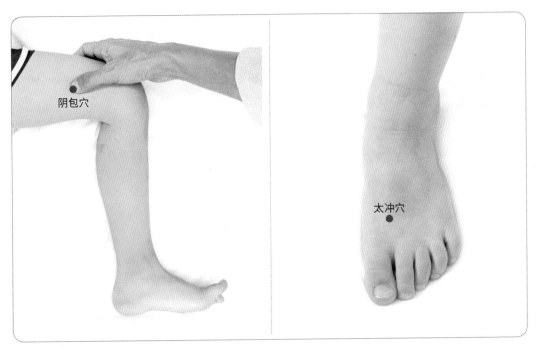

肝经易堵塞穴位：阴包穴、太冲穴

▼ 操作方法

在探查到的痛点处，用大拇指指腹给孩子按揉 1 分钟左右，每天按揉 2~3 次，连续按揉几天，痛感减轻、消失后停止。疏通阴包穴一般会有僵紧的感觉，往往我会先用手掌根给孩子在阴包穴那揉一揉，揉的时候如果他觉得疼了或痒了，我就用拳头的侧面或者手掌根轻轻地给他在这个位置拍一拍，振荡一下。

另外，很多孩子都喜欢用手抠鼻孔，鼻黏膜干燥时很容易将鼻子抠出血，所以您要引导孩子让他不要随便抠鼻孔。

孩子出汗过多、盗汗的
特效经络处方

很多孩子在刚睡着的时候会出很多汗，入睡一两小时后出汗情况会慢慢缓解，这种情况家长不用太在意。如果孩子出汗时间比较长，并伴有比较严重的枕秃、夜啼等症状，您就要注意给他调理了。

孩子出汗过多，
给他疏通肺经、膀胱经、肾经上的易堵塞穴位

中医认为肺主皮毛、膀胱主表，而孩子出汗过多，病在肌表，所以要按揉和疏通肺经、膀胱经上的易堵塞穴位来调理相应的脏腑。孩子入睡多汗称为盗汗，需要固肾气，可以通过疏通肾经上的易堵塞穴位来调理。

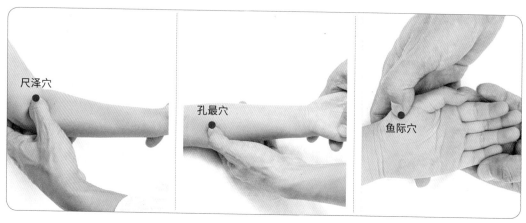

肺经易堵塞穴位：尺泽穴、孔最穴、鱼际穴

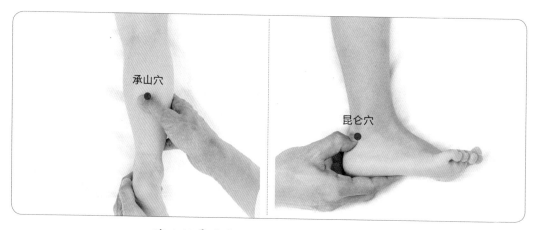

膀胱经易堵塞穴位：承山穴、昆仑穴

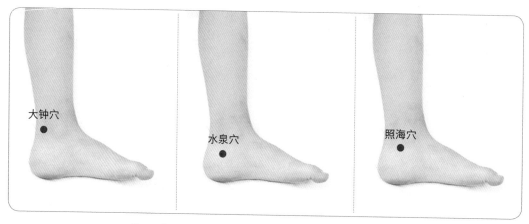

肾经易堵塞穴位：大钟穴、水泉穴、照海穴

孩子出汗过多还有一种情况，就是寒邪侵入肌表后，身体经常会用出汗的方式把外邪排出来，这时候可以给孩子在颈肩部的脊柱和两侧膀胱经吮痧来清除寒气，外邪没有了，出汗的症状也就消失了。

▼ 操作方法

在探查到的痛点处，用大拇指指腹给孩子按揉 1 分钟左右，每天按揉 2~3 次。在按揉鱼际穴时，一定不要揉那块肉，要揉在肉和骨头之间的缝上。

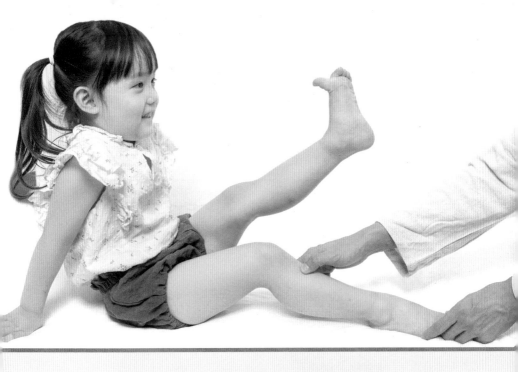

小儿特效推拿

儿童常见病自查自疗速查速用手册

路新宇 著

科学技术文献出版社
SCIENTIFIC AND TECHNICAL DOCUMENTATION PRESS
·北京·

儿童十二经络易堵塞穴位
自检自查

主要调治病症：感冒发热、咳喘、皮肤瘙痒等。

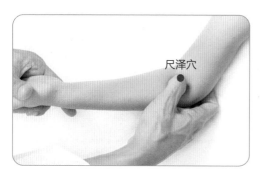

◀ 尺泽穴

穴位位置：手掌向上放平，手臂微曲，尺泽穴位于肘关节横纹的大拇指一侧隆起的肌腱处。

孔最穴 ▶

穴位位置：肘横纹的大拇指一侧隆起的肌腱向下三指宽处。

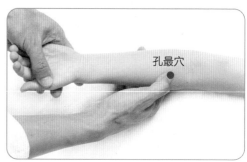

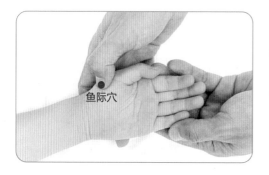

◀ 鱼际穴

穴位位置：位于大鱼际的中间，大拇指下面第一掌骨和手掌肌肉的结合处。

主要调治病症：便秘、腹泻、小腹胀满、下牙痛、胃肠感冒等。

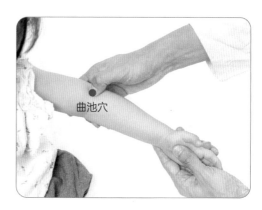

曲池穴 ▶

穴位位置：让孩子的手虎口向上，前臂微曲，曲池穴位于肘关节横纹的外侧端。

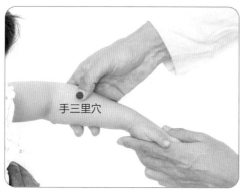

◀ **手三里穴**

穴位位置：肘关节横纹外侧端向下三指宽处。

合谷穴 ▶

穴位位置：第二掌骨的中点处。把孩子一只手的拇指间关节放在另一只手拇指和食指之间的指蹼上，合谷穴位于拇指指尖下的位置。

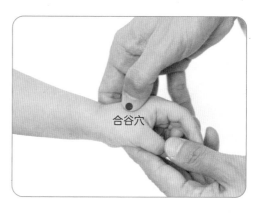

主要调治病症：胃痛、胃酸、胃胀、食欲不振、口中反酸嗳气等。

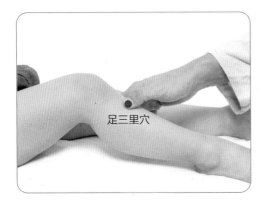

◀ 足三里穴

穴位位置：膝盖外侧下方有一个凹陷处，叫外膝眼。足三里穴位于外膝眼下三寸（四指宽）处。

丰隆穴 ▶

穴位位置：外踝尖与外膝眼连线的中点，有一块隆起的肌肉，这里就是丰隆穴。

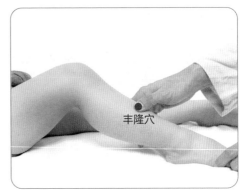

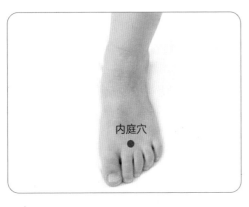

◀ 内庭穴

穴位位置：二脚趾和三脚趾分叉的末端。

主要调治病症：脾虚腹胀、食欲不振、便秘、腹泻等。

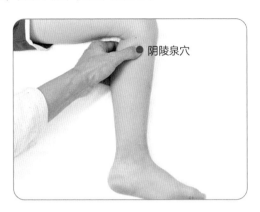

阴陵泉穴 ▶

穴位位置：小腿内侧胫骨的顶端（小拇指一侧）凹陷处。

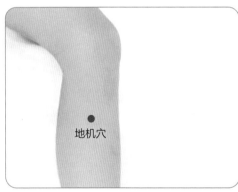

◀ **地机穴**

穴位位置：小腿内侧胫骨顶端凹陷处向下四指宽三寸处。

太白穴、公孙穴 ▶

穴位位置：太白穴位于脚的内侧大脚趾后面隆起的骨头后面。公孙穴位于太白穴后面一食指宽的位置上。

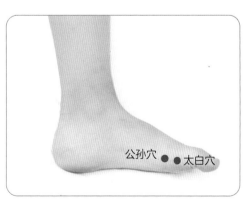

主要调治病症：心慌气短、心神不宁。

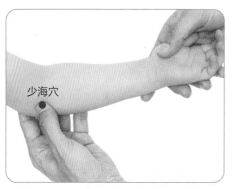

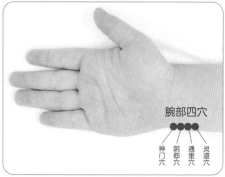

▲ 少海穴

穴位位置：手掌心向上放平，稍微曲肘之后，少海穴位于肘横纹的内侧端。

▲ 腕部四穴

穴位位置：腕关节横纹内侧端凹陷处，依次向上一小指宽的距离上有四个穴位叫作腕部四穴，分别是神门穴、阴郄穴、通里穴和灵道穴。

小肠经

主要调治病症：消化不良、心慌气短、落枕等。

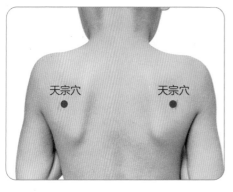

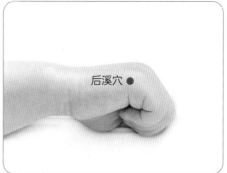

▲ 天宗穴

穴位位置：肩胛骨的中心点。

▲ 后溪穴

穴位位置：手掌的侧面小指关节与手掌的连接处。

主要调治病症：感冒初期畏寒怕冷、手脚冰凉、腿脚无力、抽筋等。

委中穴 ▶

穴位位置：膝盖后面腘窝的中点。

合阳穴 ▶

穴位位置：委中穴向下三指宽两寸的位置，两瓣肌肉的结合部。

承山穴 ▶

穴位位置：小腿的后面正中间。

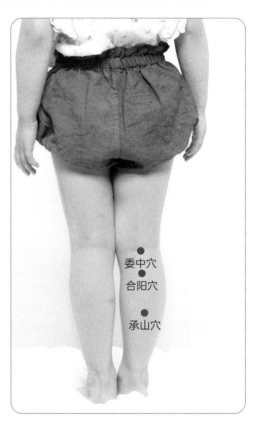

◀ 昆仑穴

穴位位置：足外踝尖（最高点）和跟腱连线的中间凹陷处。

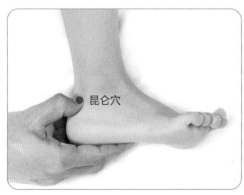

主要调治病症：腰酸怕冷、小便频繁、小腹冷痛、久咳、喘咳等。

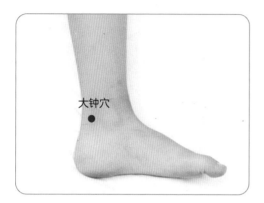

◀ **大钟穴**

穴位位置：足内踝尖（最高点）和跟腱连线的中点凹陷处。

水泉穴 ▶

穴位位置：足内踝尖和足跟尖连线的中点处。

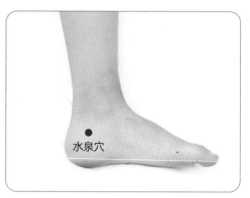

◀ **照海穴**

穴位位置：足内踝尖与足跟尖连线上，足内踝下缘凹陷处。

主要调治病症：胸闷气短、心情烦躁。

天泉穴 ▶

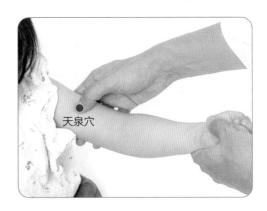

穴位位置：在肱二头肌的中上段，上臂腋前向下两寸三指宽处。

◀ 肘下二寸

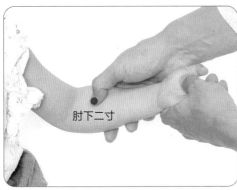

穴位位置：肘横纹向下三指宽的正中线上。

郄门穴 ▶

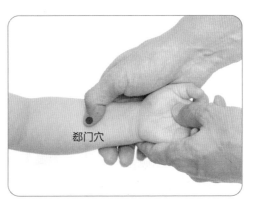

穴位位置：腕横纹中间向上五寸处。

主要调治病症：烦躁易怒、多汗、咳嗽等。

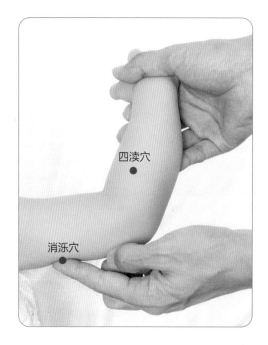

◀ 消泺穴

穴位位置：手臂上段外侧的（小指一侧）中点处。

◀ 四渎穴

穴位位置：手掌向下放平，前臂微曲，四渎穴位于肘部到腕部的正中线上肘关节横纹处向下三指宽处。

胆 经

主要调治病症：口苦、易怒、受惊易醒等。

风市穴 ▶

穴位位置：双脚并立站好，双手垂直并拢放于大腿外侧，风市穴位于中指指尖处。

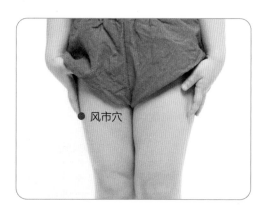

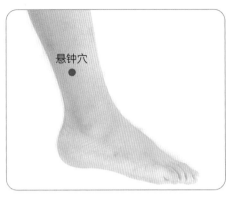

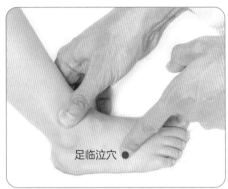

▲ **悬钟穴**

穴位位置：足外踝尖向上四指宽处。

▲ **足临泣穴**

穴位位置：第四脚趾和第五脚趾的脚趾缝向上直推至脚面的中间。

肝 经

主要调治病症：烦躁易怒、夜间惊醒等。

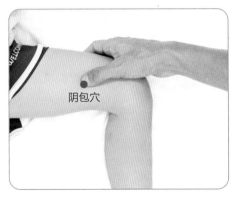

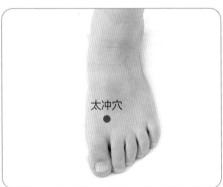

▲ **阴包穴**

穴位位置：大腿内侧的正中线上，膝关节上方大概一个手掌宽的地方。

▲ **太冲穴**

穴位位置：脚面最高点，大脚趾与二脚趾分叉的凹陷处。

孩子常见病食疗方

风寒发热初期：紫苏叶泡水

食材：干紫苏叶 3 克。

做法：①将紫苏叶放入茶壶中，倒入沸水冲洗一下，然后将水倒出。

②再次倒入沸水冲泡，焖至 3 分钟左右就可以了。

③稍微晾凉一些，倒出 50 毫升左右，给小朋友喝下。如果小朋友微微出汗则停服。

④半小时后没有出汗，可以再给孩子喝 50 毫升。

叮嘱：① 3~5 岁孩子减半服用，3 岁以下服用 1/4 的量就可以了。

②喝紫苏叶水前，如果孩子感到饿，要先让他吃点东西，避免谷气不足导致不出汗，或者汗后虚脱。

风寒发热中早期：葱豉汤

食材：带须葱白一根，淡豆豉 30 粒。

做法：①将带须葱白洗净，切段。

②将葱白、淡豆豉放入锅中，加入两碗清水大火煮开后，小火煎煮 5 分钟即可。

③盛出 50 毫升左右趁热喝下（不要太烫，以免烫伤孩子），半小时后，如果孩子微微出汗，就不用再喝了。

④如没出汗，半小时后再喝下 50 毫升，如此反复，直到汗出来为止。

叮嘱：① 3~5 岁的孩子减半服用，3 岁以下的孩子服用 1/4 的量就可以了。

②如果孩子持续高热不退，要及时带孩子就医。

风寒发热后期（善后阶段）：风寒发热后期健脾方

食材：怀山药 10 克，炒鸡内金 3 克。

做法：①将上述药材放入锅中，加入 2 碗清水。

②大火煮开后，再用小火煎煮 10 分钟。

③每天喝两次，一次 50 毫升左右。

风热发热：菊芦豆豉汤

食材：菊花 6 克，芦根 15 克，淡豆豉 6 克，冰糖适量。

做法：①将上述药材放入锅中，加入 500 毫升的清水。

②大火煮开后，小火煎煮 5~10 分钟。

③煮好后，每次取 50 毫升左右喝下即可。

叮嘱：①发热 38 度左右，每 4 小时喝一次。

②发热 39 度以上，每 2 小时喝一次。

③ 3~5 岁的孩子用量减半，3 岁以下服用 1/4 的量就可以了。

积食发热：麦芽山楂神曲饮

食材：焦麦芽、焦山楂、焦神曲、鸡内金各 6 克。

做法：①将上述药材放入锅中，加入 500 毫升的清水。

②大火煮开后，小火煎煮 10 分钟左右。

③煮好后，每次取 50 毫升左右喝下即可。

叮嘱：这个代茶饮可以消食化积，但化积之品容易破气，容易把体内的气泻掉，所以孩子热一退，口中的酸腐之气没了，这个代茶饮就要停掉。

寒湿发热：藿香正气水棉球敷肚脐

食材：藿香正气水、棉球。

做法：①将蘸满藿香正气水的棉球放到孩子的肚脐上，用创可贴贴住。

②每两三小时换一次药。

叮嘱：如果孩子持续高热不退，呕吐、腹泻严重要及时带孩子就医。

寒性咳嗽：烤橘子

食材：橘子 3 个左右（砂糖橘更方便制作）。

做法：①将筷子插进小砂糖橘里，不要插到头。

②把煤气灶打开，把橘子放在小火上烤，接触火的地方会慢慢变黑。

③将筷子插到烤好的一面，让另一面接触火，等橘子全变黑时关火。

④将橘子拿下来晾一晾，等到橘子微温的时候剥开，让孩子吃橘子肉。

寒性咳嗽：花椒蒸梨

食材：梨 1 个，花椒 20 粒，冰糖 2~3 颗。

做法：①把梨洗干净，切开上面 1/5 处留作盖子，挖去梨核，不要挖穿。

②然后放入花椒和冰糖，盖上切开的盖儿，用牙签插住。

③锅里多放水，把梨放在小碗里，放到蒸屉上开始蒸煮。

④大火烧开后转小火蒸 20 分钟后关火，等稍微晾凉一些后就可以把花椒取出吃梨肉了，也可以喝蒸出来的汤汁。

热性咳嗽：川贝炖梨

食材：梨 1 个，川贝 3 克，冰糖 2~3 颗。

做法：①把梨洗干净，切开上面 1/5 处留作盖子，挖去梨核，不要挖穿。

②然后放入川贝、冰糖，盖上切开的盖儿，用牙签插住。

③锅里多放水，把梨放在小碗里，放到蒸屉上开始蒸煮。

④大火烧开后转小火蒸 20 分钟后关火，等稍微晾凉一些后就可以把川贝捡出来吃梨肉了，也可以喝蒸出来的汤汁。

伤食腹泻：淡豆豉代茶饮

食材：淡豆豉 50 粒左右。

做法：①将淡豆豉放入水壶中加水煎煮，大火煮开后，小火煎煮 10 分钟。

②稍微晾凉后，给孩子代替水喝就可以了。

③5 岁以上的孩子每次喝 50 毫升左右，3~5 岁减半服用，3 岁以下再减半服用；每日 3 次。

叮嘱：淡豆豉最好到正规的大药房购买，因为淡豆豉的销量不大，一些药店的药材会有积压，淡豆豉储存半年后就可能会坏掉。

热性腹泻：绿豆汤

食材：绿豆 50 克。

做法：①将绿豆放入锅中加入两碗清水，大火煮开后，小火煎煮 15 分钟。

②稍微晾凉后，给孩子代水喝就可以了。

③5 岁以上的孩子每次喝 50 毫升左右，3~5 岁减半服用，3 岁以下再减半服用；每日 3 次。

叮嘱：孩子不拉肚子后就不要喝了。

脾虚腹泻：怀山药扁豆汤

食材：怀山药、白扁豆各 10 克，白术、干姜、炙甘草各 3 克。

做法：①将上述材料放入锅中，加入三碗清水，大火煮开后，小火煎煮至一碗即可。

②稍微晾凉后，给孩子喝就可以了。

③5 岁以上的孩子每次喝 50 毫升左右，3~5 岁减半服用，3 岁以下再减半服用；每日 3 次。

叮嘱：①怀山药尽量去正规中药房购买好一点的。

②脾胃需要慢慢调养，而这个食疗方药效比较温和，只要是针对孩子脾胃虚弱，给孩子健脾和胃，这个食疗方可以长期使用。

积食：山楂神曲麦芽饮

食材：焦麦芽、焦山楂、焦神曲、鸡内金各 6 克，冰糖适量。

做法：①将上述材料放入锅中，加入两碗清水煎煮，大火煮开后，小火煎煮 15 分钟即可。

②稍微晾凉后，给孩子代替水喝就可以了。

叮嘱：山楂、神曲、麦芽都有消食化积的作用，尤其鸡内金的化食作用更强，而化积之品容易破气，会损伤孩子体内的气，不可以长期喝。

厌食：山药饮

食材：怀山药 10 克。

做法：①将怀山药放入锅中，加入一碗清水，大火煮开后，小火煎煮 15 分钟即可。

②稍微晾凉后，给孩子喝就可以了，每次喝 50 毫升左右，每日 3 次。

呕吐：炒米水

食材：焦大米 50 克。

做法：①将大米放入锅中，炒至微焦。

②然后加入清水大火烧开后，转小火煮 15 分钟左右即可。在孩子口渴时代水喝。

叮嘱：如果孩子频繁呕吐，需要立即就医。

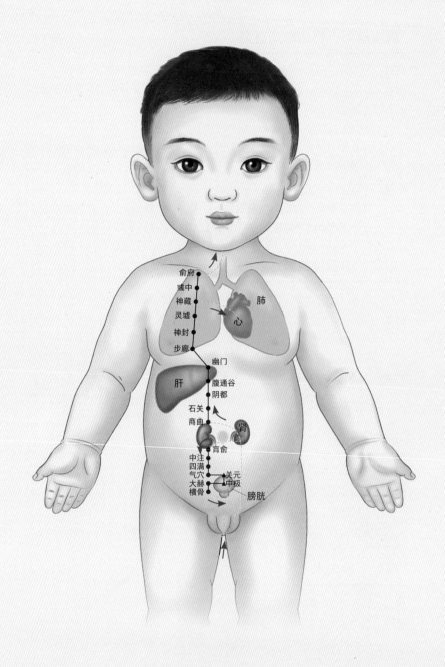

俞府
彧中
神藏
灵墟
神封
步廊

肺
心

幽门
腹通谷
阴都
石关
商曲

肝

肾

肓俞
中注
四满
气穴
大赫
横骨

关元
中极

膀胱